婴幼儿托育服务与管理专业实践指导手册

主　编　姚　峰　刘素萍　何莲莲
副主编　丁　也　孙　航　王　扬

苏州大学出版社
Soochow University Press

图书在版编目（CIP）数据

婴幼儿托育服务与管理专业实践指导手册 / 姚峰，刘素萍，何莲莲主编. -- 苏州 : 苏州大学出版社，2025. 5（2025. 8 重印）. -- ISBN 978-7-5672-5225-7

Ⅰ. R174-62

中国国家版本馆 CIP 数据核字第 2025HQ9556 号

YING-YOU'ER TUOYU FUWU YU GUANLI ZHUANYE SHIJIAN ZHIDAO SHOUCE

书　　名： 婴幼儿托育服务与管理专业实践指导手册

主　　编： 姚　峰　刘素萍　何莲莲

责任编辑： 叶　觅

装帧设计： 刘　俊

出版发行： 苏州大学出版社（Soochow University Press）

社　　址： 苏州市十梓街 1 号　**邮编：** 215006

印　　刷： 苏州市越洋印刷有限公司

邮购热线： 0512-67480030

销售热线： 0512-67481020

开　　本： 889 mm×1 194 mm　1/16　**印张：** 9. 25　**字数：** 262 千

版　　次： 2025 年 5 月第 1 版

印　　次： 2025 年 8 月第 2 次印刷

书　　号： ISBN 978-7-5672-5225-7

定　　价： 36. 00 元

图书若有印装错误，本社负责调换

苏州大学出版社营销部　电话：0512-67481020

苏州大学出版社网址　http://www. sudapress. com

苏州大学出版社邮箱　sdcbs@ suda. edu. cn

前言

FOREWORD

在当今社会发展的浪潮中，婴幼儿托育服务已成为民生领域不可或缺的重要部分。它不仅承载着每一个家庭对孩子成长的殷切期望，也是推动社会长远发展的关键力量。自全面两孩政策推行以来，民众对婴幼儿照护服务质量的关注度与要求日益提升，这既为婴幼儿托育服务行业带来了前所未有的发展机遇，也使其面临诸多严峻挑战。在此背景下，婴幼儿托育服务与管理专业应运而生，为满足行业人才需求提供了有力支撑，而实践环节在专业人才培养体系中占据着举足轻重的地位。

婴幼儿时期是个体成长的关键阶段。这一时期的照护质量对孩子的身心健康发展有着极为深远的影响。科学、专业的托育服务能够为婴幼儿营造安全、温馨且富有启发性的成长环境，为他们未来的人生之路奠定坚实基础。然而，目前我国婴幼儿托育服务行业存在专业人才短缺、从业人员素质参差不齐等问题，与社会对高质量托育服务的需求之间存在较大差距。因此，加快培养一批具备扎实专业知识与丰富实践经验的婴幼儿托育服务与管理专业人才已成为职业教育的一项重要任务。

这本《婴幼儿托育服务与管理专业实践指导手册》正是为解决上述问题而精心编写的。它紧密围绕婴幼儿托育服务的实际工作需求，以培养学生的实践能力和职业素养为核心目标，系统且全面地梳理了实践教学内容，为专业学习与实践操作搭建了一座坚实的桥梁。

本教材的核心价值在于将理论知识与实践操作紧密结合。学生在课堂上学习了婴幼儿心理学、婴幼儿卫生与保健等丰富的理论知识，但要将这些知识转化为解决实际问题的能力，离不开实践的磨砺。本教材为学生提供了详细的实践指导，引导他们深入托育机构，亲身体验婴幼儿日常生活照料、教育活动组织、卫生与保健管理等工作环节，在实践中加深对理论知识的理解，切实增强运用理论知识解决实际问题的能力。

同时，本教材注重培养学生的专业技能与职业素养。婴幼儿托育服务专业性极强，要求从业人员具备多项专业技能，如婴幼儿护理、教育活动设计与指导、沟通与协作等。本教材通过模拟真实工作场景，设计了一系列具有针对性的实践项目与任务，帮助学生在反复练习中熟练掌握这些技能。而且，本教材强调对学生职业素养的培育，涵盖职业道德、责任心、爱心、耐心、细心等关键要素。学生在按照指导进行实践的过程中，将深刻体会到自身肩负的责任，学会以专业、负责的态度对待每一个婴幼儿，用温暖和关爱呵护他们成长。

此外，本教材还为学生拓展了职业发展空间。通过参与教材指导下的实践活动，学生能够提前了解行业动态与职业需求，明确自己的职业发展方向。在实践过程中，他们还有机会与行业内的专家、优秀从业人员交流学习，积累宝贵的资源，为未来顺利进入婴幼儿托育服务行业并取得良好的职业发展奠定基础。

展望未来，随着社会对婴幼儿托育服务需求的持续增长，婴幼儿托育服务与管理专业将迎来更为广阔的发展前景。这本实践指导手册也将与时俱进，不断优化完善，为行业培养更多优秀专业人才，为我国婴幼儿托育服务事业的蓬勃发展贡献力量。希望每一位使用本教材的学生，都能借助它成为婴幼儿健康成长的有力守护者，为婴幼儿的美好未来开启光明之门。

姚峰

2025 年 3 月

目录

CONTENTS

第一章 婴幼儿托育服务与管理专业实践课程概述

专业实践是指具备一定实践岗位工作能力的学生在专业人员的指导下，辅助或相对独立参与实际工作的活动，是实践教学的重要环节。专业实践既是“理论到实践”的运用，又是“实践到理论”的反思，能够促进学生实现“知行合一”，有效提升学生的职业能力与职业素养，为学生顺利地由学生身份转化为员工身份奠定良好的基础。

婴幼儿托育服务与管理专业的学生需要实践如何在身体和生活上对婴幼儿进行保育，如何开展托育机构一日生活活动及托育机构教育活动。专业实践不仅可以加深学生对在校所学教育教学知识、专业技能的理解，加快对教学技能、专业技能的掌握，培养团队精神和反思意识，更重要的是，它还能使学生获得对教学策略应用情境的体验，获得对教学职业文化的感悟，加速学生专业心理认同和专业自主发展的步伐。

第一节 婴幼儿托育服务与管理专业实践的意义

教师的专业成长是在教师的教育理论知识和教育实践的互相作用下发展起来的。任何一个（准）教师的专业成长都不可能只是基于理论知识的建构，它必须与一定量的教育实践紧密结合。专业实践是从事教育工作的（准）教师以专业身份真实踏入教师行业的第一步。随着幼儿教育实践的发展，教育实践的内涵也在不断产生变化。

《幼儿园工作规程（2016）》（以下简称《规程》）指出，“幼儿园的任务是：贯彻国家的教育方针，按照保育与教育相结合的原则，遵循幼儿身心发展特点和规律，实施德、智、体、美等方面全面发展的教育，促进幼儿身心和谐发展。”托育机构亦如此。随着托育专业人才培养观、专业建设观的更新，以及托育实践对教师综合素质与能力需求的不断提高，传统的专业实践的概念与内涵也在悄然发生变化，专业实践的范畴得以延伸，内涵得以深化。现阶段，婴幼儿托育服务与管理专业学生的实践主要包括专业见习、专业实习和综合实习三个部分。

一般来讲，婴幼儿托育服务与管理专业实践具有三方面的基本特征：① 真实性。学生要进入托育机构的工作场所，在与婴幼儿真实的师幼互动中进行专业实践。② 体验性。学生在实习过程中重在对托育机构工作、婴幼儿身心特点与活动、托育机构环境、师幼互动、职业特点等方面的亲身经历与情感体验。③ 操作性。通过专业实践，学生应对托育机构教师所须具备的各项基本的保育和教育技能进行实地操作与锻炼。

专业实践对培养合格托育行业师资意义重大。在现今世界各国的托育教师专业课程中，专业实践均是一门实践性、综合性的重要课程。对教学实践重新发现并予以高度重视，也是当代托育教师职业教育改革的一个重要走向。其意义主要体现在以下几个方面。

一、有助于形成职业认同、培养职业情感与职业道德

专业实践使学生深入托育机构教育教学一线，亲身融入托育机构的一日生活活动，并身体力行地体验一名托育机构教师的保育和教育工作，从而在课堂和书本之外，为学生提供了一个真实而宝贵的认识托育工作、认同托育职业的平台与机会。在此过程中，学生通过与婴幼儿的近距离接触，特别是在自己的实习工作对婴幼儿产生积极影响并得到婴幼儿的喜爱和认可时，对幼教职业的热爱也会更加深厚。

通过教育实践，学生不仅能够对教师应该扮演的角色有更加感性、深刻的理解，而且能在实践中进一步树立和践行正确、科学的儿童观、教师观和教育观。在当前高度重视教师教育和教师专业发展的大背景下，社会也给托育机构教师的专业素养与职业道德提出了更高要求。托育机构教师扮演着多重角色，如人类文化的传递者、人类灵魂的工程师、婴幼儿的倾听者与指导者、托育机构班级的管理者、家长与托育机构之间的沟通者、幼儿及幼儿教育的研究者等。系统、规范、充分的教育实习无疑将对学生更快更好地适应、转换上述不同角色，热爱并胜任托育机构教师职业起到不可替代的重要作用。

二、有效促进理论联系实际与教育技能的锻炼

近年来，随着世界范围内教师教育制度的变革、教师教育条件的改善和教师发展理论及研究的深化，专业实践日益被视为连接学术性课程和教育实践的桥梁，以及教师职前教育的顶峰型实践环节，因而越来越受到各国政府和教师教育机构的高度关注，托育领域也不例外。

首先，学生在专业实践中亲历托育机构教育活动现场，不但能将课堂上学习的理论与实践中真实、具体的教育情境相联系，还能较好地发现自己知识的欠缺，使今后的学习更有针对性。其次，学生在专业实践的过程中能够加深对教育技能的理解，并通过实习，在实操中演练并逐步习得这些教育技能：观察与分析婴幼儿的能力、活动设计与组织的能力、言语表达与师幼互动的能力、教育机智与随机应变的能力、人际沟通与协作的能力、自我管理与自我评价的能力等。著名学者舒尔曼就曾经指出：教学活动中最重要的因素——判断（教育机智），就需要在实际的课堂情境中、在集体的实践活动中，通过实践主体的领悟和内省来获得。由此可见保教实习对于学生获得与锻炼教育能力的重要意义。

三、有利于提升综合素养

作为未来的托育机构教师，学生需要的素养应包含以下几个方面：职业道德素养、文化素养、专业素养。也就是说，托育机构教师不仅需要具备教育学、心理学、卫生学等专业基础知识，还需要具有丰富的教育艺术、教育智慧及熟练的教育技能技巧；此外，还应具备人际交往与沟通协作的基本素养、终身学习与自我发展的素养、反思与内省的批判性素养等。

具有较高综合素养的托育机构教师能接住孩子“丢来的球”，并且用恰当的方式把它“丢”回去，让孩子想继续跟他玩，还能在玩的过程中不断发展出新的游戏。这些综合素养是无法在静态的课堂与学术性课程中学到的，而需要在“真枪实弹”的教育实践中生发与锻炼。科学合理的专业实践有助于学生在真实的托育机构教育情境中，全面检验并锻炼自己所习得的专业技能，促进自身综合素养的提升。

第二节　婴幼儿托育服务与管理专业实践的内涵

一、专业见习

专业见习是婴幼儿托育服务与管理专业的学生在专业学习的第一年里，利用一定的时间进入托育机构进行观摩与实战的见习活动。在此过程中，学生通过观察熟悉托育机构一日生活活动各环节的组织管理及托育机构教育活动类型、过程和基本组织方法，初步了解托育机构保教工作的任务、托育机构保教活动的基本特点，形成对婴幼儿保教工作的初步认识，为其后更有针对性和目的性地进行理论知识的学习奠定基础，也为其成为一名合格的托育机构教师奠定基础。

专业见习具有重要的意义。在婴幼儿期，孩子的身心正处于迅速发育阶段，各项生理功能尚未健全，机体组织比较柔嫩，特别容易损伤或感染疾病。婴幼儿对安全隐患的防范意识较差，缺乏自理能力和自我保护能力，离开成人的照顾无法独立生活。保育工作是托育机构一切工作的基础。托育机构的各项工作必须围绕婴幼儿生活作息、膳食与营养、锻炼与安全、卫生消毒、体检、疾病防治等方面进行。了解和学习保育工作是学习成为托育机构工作人员的重要一步。婴幼儿托育服务与管理专业的学生由于年龄小、阅历浅，与婴幼儿相处的经验匮乏，因此很有必要在托育机构的工作实践中培养科学、严谨的工作态度，获得初步的实践经验。

二、专业实习

专业实习是婴幼儿托育服务与管理专业学生在学校、托育机构实习指导教师的指导下，运用所学专业知识参与托育机构保教工作实践，提高自身的保教技能，在不断反思和实践中培养托育机构教师专业素质、奠定托育机构教师专业发展根基的综合性教育实践活动。专业实习是以组织婴幼儿的学习活动为主的实习，是在专业见习的基础上，针对教师的教育教学工作进行的更高层次的实习。专业实习是学生在托育机构的真实环境中，通过观察、体验、实践、反思等，主动建构并完善教育知识，培养专业能力，将理论与实践相结合的学习过程。

三、综合实习

综合实习是学生在校基本完成学业，即将步入工作岗位前的一次适应岗位的实习。综合实习是学生综合全面地体验托育机构教师的工作，学习独立设计并组织实施教育活动，选编并指导婴幼儿的游戏活动，创设支持性的教育环境，尝试与家长进行沟通，全面提升专业技能和综合素质的过程。综合实习是学生综合运用本专业所学的知识和技能，完成一定的工作任务，进一步获得感性认识，掌握操作技能，养成正确工作态度的一种实践性教学形式。与其他内部形式的实习相比，综合实习的特点在于，它要求学生完全履行其实习岗位的所有职责，独当一面，具有很大的挑战性，对学生的能力锻炼起到较大作用，能为其顺利走上工作岗位提供保障。

第三节　婴幼儿托育服务与管理专业实践的要求

在专业实践过程中，学生应以一名合格托育机构教师的标准严格要求自己，树立正确的教育观、儿童观和教师观，努力提升教师应具备的职业道德与情操，并通过实践锻炼各方面专业能力。

一、树立正确的教育观、儿童观和教师观

托育机构教师的培养工作要从树立正确的教育观、儿童观和教师观开始。这些观念的具体内容主要体现在教育学和心理学的理论中，也体现在各领域教育活动的目标、原则、内容和方法中，当然也体现在政府对托育服务颁布的各种政策法规中。要想成为合格的托育机构教师，需要一开始就认真学习和树立正确的教育观、儿童观和教师观，长期不断地用这些观念来指导自己的教育行为，逐渐提高作为教师的专业素养。

（一）如何看待教育

说到底，教育就是按照一定的目标培养人。一个孩子出生到世界上，身体和头脑基本是一片混沌，需要一步一步地从感觉和动作开始，逐渐成长起来，学会走和跑，学会做人、做事，逐渐从一个生物意义上的人变成一个社会人。当然我们更希望他成为有能力、有道德的合格公民。这些都离不开父母的养育和教师的教育。那么作为托育机构教师，在教育中的任务就是按照教育目标和要求去教育孩子，保护和促进他们身体的正常生长和发育，引导他们学习如何做人、做事，为未来的发展打下良好的基础。所以托育机构教师的任务是要全方位地关心、照顾、支持、指导和引领孩子。

（二）如何看待儿童

儿童就像一株植物的幼芽，有着自己生长发育的规律，非常柔弱又有极大的发展潜力。成人要像园丁一样，经常观察、了解儿童的需求和表现，耐心地给予适当的支持和指导。事实上，儿童的成长远比植物复杂得多。他们是如何从一无所知的婴幼儿成长为秉性、能力、品质各不相同的人，其中还有许多奥秘需要人们去探寻。毫无疑问，孩子本身的遗传素质、先天特点是内部因素；而大的社会环境、家庭环境、生活环境、学校环境是重要的外部因素。那么把内外因素联系起来的是什么呢？那就是儿童的自主活动。

所谓自主活动，就是儿童自主发起的活动。例如，照护者想锻炼婴儿的身体，就轻轻摆动婴儿的手脚做运动，这就不属于儿童的自主活动。婴儿的身体发展有自己的路线图，那就是努力地逐步学习抬头、翻身、爬行、起坐、站立和行走等。成人需要做的是提供条件，支持和辅助其发展。幼儿阶段也是如此，孩子们需要在操作、摆弄不同物品的过程中发展认知能力，在与同伴、家人、邻居、教师的交往中学会做人，在解决自己面临的各种生活问题、学习问题的过程中发展各种能力。为此，教师要摆正心态，遵循婴幼儿的发展规律，做一名合格的园丁。

（三）如何看待教师

人们通常会认为教师就是在教室里上课，向学生传授各种各样的知识，再布置不同的作业的人。但是这种教师多半是在中小学。因为义务教育是全社会学龄儿童都必须接受的，主要任务是使学生

学会国家规定的各种知识和技能，所以一提到教师，人们总是会有上述印象。

理想的教师应当是什么样子的呢？按照唐代文人韩愈的说法，教师就是“传道、受业、解惑”的人。要能“传道、受业、解惑”，教师必须是品德高尚和学识高深的人，这才能为人师表而不误人子弟。可见当教师是一件对人的品德、才智要求很高的事，需要终身修炼。

婴幼儿没有法定的学习各种知识的任务，游戏是婴幼儿的基本活动。为此，托育机构教师应当既是婴幼儿的朋友，也代行部分父母的职责，同时也是婴幼儿生活和游戏的支持者、指导者。这要求托育机构教师有爱心、有道德、有学识，还要多才多艺。

二、学习尊重和爱护婴幼儿，具备良好的职业道德

捷克教育家夸美纽斯早在三百多年前就曾将教师喻为“太阳底下最光辉的职业”。而这份光辉的职业同样也意味着教师必须具备高尚的职业道德。托育机构教师的职业道德主要体现在以下三方面：尊重婴幼儿、热爱婴幼儿、富有责任心。

（一）尊重婴幼儿

获得尊重是个体最基本的一项需求。婴幼儿也是独立的个体，有其独特的需求、愿望、兴趣与能力。婴幼儿的情感、个性正在形成并快速发展，自尊与被他人尊重同样也是他们的重要心理需求。尊重婴幼儿就是相信婴幼儿，相信婴幼儿是一个有潜力、有价值的人，并要尽一切办法让婴幼儿相信他自己是一个有潜力、有价值的人。尊重是教师热爱婴幼儿的体现。因此，无论是作为婴幼儿托育服务与管理专业的学生，还是作为一名真正的托育机构教师，一切教育活动、师幼互动都应基于对婴幼儿的尊重。

（二）热爱婴幼儿

真心地爱婴幼儿是从事托育机构教师职业的基础与核心。热爱婴幼儿意味着具有宽阔、慈爱的心胸，稳定的情绪，丰富而细腻的情感，活泼开朗的性格，以及一以贯之的要求。泰戈尔诗云：“爱就是充实了的生命，正如盛满了酒的酒杯。”没有对婴幼儿的爱，托育工作将显得异常烦琐和劳累。这种消极情绪不仅会影响教育的质量和效果，而且会损伤婴幼儿的情感。而当教师充满对婴幼儿的热爱，并从自己的一言一行中向婴幼儿传递这份爱时，不仅教师本人及其教育行为更容易被婴幼儿接纳，婴幼儿也会从教师身上自然而然地学会如何去关爱和善待他人。因此，在保教实习过程中，学生一定要自始至终充满对婴幼儿的爱及对托育机构教师职业的热爱。

（三）富有责任心

责任心是指关于个人对自己和他人、对家庭和集体、对国家和社会所负责任的认识、情感和信念，以及与之相应的遵守规范、承担责任和履行义务的自觉态度。责任心是一个人应该具备的基本素养，是健全人格的基础，也是胜任工作、家庭和睦、社会安定的重要保障。对于托育机构教师而言，责任心尤为重要。因为托育机构教师所面对的教育对象具有年龄小、自理能力弱、身心远未成熟等特点，教师的工作不仅是教育教学，而且包含对婴幼儿一日生活活动方方面面的保育和教养。托育机构教师所承担的角色不仅是婴幼儿的教师，也是照护者。托育机构教师处理工作要事无巨细，而且小事不小，一个环节或一个看似细小的方面没有做好或是有所遗漏，都可能对婴幼儿的身心健康产生不利影响，甚至导致严重后果，说托育机构教师的责任重于泰山毫不为过。也正因如此，托育机构教师必须具备非常强的责任意识。对处于实习阶段的学生来说更是如此，他们更需要认真负责，用高度的责任心来完成实践过程中的每一项工作内容。

三、虚心学习，努力锻炼并增强专业能力

一名合格的托育机构教师应具备多方面的专业能力，包括生活指导能力、教育活动的设计与实施能力、观察与评价婴幼儿的能力、沟通与协作能力、组织与管理能力、环境创设能力、科研与创新能力等。在实践过程中，学生应抓住每一次学习和锻炼的机会，虚心向有经验的教师学习，努力增强各方面的专业能力。

（一）观察婴幼儿及师幼互动的能力

在托育机构教师的专业能力结构中，首要的就是围绕“理解婴幼儿、促进婴幼儿发展”这一核心目标的组织能力，具体包括观察、理解、评价的能力，因材施教与个别教育的能力，婴幼儿生活指导能力等。

首先，学生在实践中应有意识地锻炼自己全面、客观、正确地了解婴幼儿，把握婴幼儿发展特点的基本能力，而与此相辅相成的就是观察婴幼儿、评价婴幼儿、与婴幼儿互动的能力。美国一项研究曾用60个量表对高水平与低水平的托育机构教师进行测试，结果发现二者最明显的差异有两项：观察的能力和与个别婴幼儿互动的能力，如与个别婴幼儿交谈、沟通，体察婴幼儿的细微变化和需要，及时、恰当地回应的能力。一方面，教师要能够对婴幼儿进行客观观察，具体表现在随机观察和有计划的观察中，这要求教师能够敏锐捕捉婴幼儿的动作、表情和言语信息；另一方面，教师还应掌握进行规范观察记录、客观评价与深入分析观察结果的能力。其次，每个婴幼儿都是独特的个体，因而学生应努力根据每个婴幼儿的实际特点，根据特定的时间与场合，对不同婴幼儿因材施教，并有意识、有方法地进行个别教育与引导。最后，根据婴幼儿月龄特点，对婴幼儿进行生活指导是托育机构教师必备的基本能力，这也是学生在保教实习中应重点学习和锻炼的一项专业能力。

（二）组织管理与人际沟通能力

围绕组织与管理要素，学生应通过保教实习着力增强的专业能力也包含多个方面，如班级管理能力、一日生活活动设计与组织的能力、班级环境创设的能力、与家长沟通的能力，以及同事间的协作能力等。

首先，班级是托育机构的基本单位，班级管理与一日生活活动设计与组织能力是托育机构教师必备的素质与能力要素，需要学生在实习中重点锻炼和增强。其中，一日生活活动的设计与组织能力，包括如何根据婴幼儿的月龄特征与不同年龄段的特点制定合理的活动目标、活动内容、活动方式，如何科学有效地开展活动，如何锻炼灵活应变的教育能力等。其次，学生还应在环境创设、提供和制作游戏材料等方面增强自己的班级建设能力。最后，良好的人际交往与沟通能力也是托育机构教师所必须具备的。这项能力既包括与同事之间的顺畅交流与协作，也包括与家长之间的良好沟通与合作。为此，学生应在保教实习的真实工作场所锻炼这项重要的专业能力。

（三）专业发展与创新能力

托育机构教师的专业发展是一个长期、持续的过程，因而托育机构教师需要有自觉学习、终身学习的意识与能力，在不断的学习中吸取养分，与时俱进。与此同时，在当前教师专业化的大背景下，研究型的托育机构教师越来越被倡导。因此，学生不仅应该在学校中学习专业知识和技能，也应该学会在工作中不断学习、更新知识，发现问题、解决问题，在工作中研究、在研究中工作，从而巩固自己在学校所学的内容，同时在托育机构的丰富土壤中汲取鲜活的专业知识，提高自身专业

水平。此外，托育工作是富有创造性的工作，创新能力也是托育机构教师保持自身活力、灵活应对教育教学情境所需要的一项重要能力。学生在保教实习中应重点学习和锻炼这项专业能力。

第四节　婴幼儿托育服务与管理专业实践的基本内容

一、专业见习的基本内容

专业见习的内容具有广泛性，所有在托育机构中发生的事件都可以成为见习中学习的内容。专业见习的基本内容主要有以下几个方面。

第一，了解托育机构的环境设施、人员配置、组织结构、内部管理和运行机制等基本情况。

第二，与托育机构教师和保育员进行交流，了解教师和保育员工作的基本职责和工作要点。

第三，观摩教师对该班婴幼儿一日生活活动的组织与管理。

第四，观摩保育员在该班一日生活活动各个环节中的工作情况。

第五，完成对婴幼儿的观察记录，了解婴幼儿的身心发展主要特点。

第六，调查了解当前托育服务存在的一些焦点和热点问题，或者托育机构特别关注的一些问题，并尝试发表自己的见解。

第七，在征得托育机构指导教师许可的情况下，尝试进行某些活动的组织和实施。

二、专业实习的基本内容

专业实习是在专业见习的基础上，针对托育机构的保教工作进行的高层次实习。具体来讲，即在托育机构的真实环境中，通过观察、体验、实践、反思等，主动建构并完善教育知识，培养专业能力，将理论与实践相结合的学习过程。专业实习的基本内容主要包括以下方面。

第一，能根据托育机构的常规要求有效地组织婴幼儿的一日生活活动。

第二，在一日生活活动中有侧重地对婴幼儿的行为表现进行观察与评价。

第三，参与教学及其他活动的组织与指导。

第四，参与班级环境创设。

第五，指导婴幼儿在活动区进行活动。

学生通过亲身参与教育教学环节，能够丰富对托育机构教师工作的感性认识，了解托育机构教师的工作职责，初步掌握托育机构教育教学的基本方法，增强责任感及自信心，为后续的专业理论学习奠定更为扎实的基础。

三、综合实习的基本内容

综合实习的基本内容主要包括以下几个方面。

第一，在正确教育理念的指导下大胆实践，逐步独立组织婴幼儿的一日生活活动。

第二，设计与组织托育机构各领域的教育活动。

第三，组织托育机构的各类游戏活动。

第四，尝试对活动区活动进行指导。

第五，参与托育机构教育环境的创设。

第六，尝试进行简单的家长工作。

第二章 婴幼儿托育服务与管理专业实践课程要求与实施

第一节 专业见习的要求与实施

一、专业见习的要求

专业见习主要有以下要求。

（1）完整见习托育机构一日生活活动，全面了解托育机构的性质和保教工作的任务与要求、托育机构一日生活活动各环节保教工作的基本内容和基本形式。

（2）听取托育机构见习负责教师对托育机构安全、卫生、保健等方面各项规章制度的解读，并通过实践活动，初步理解各项制度，懂得托育机构安全卫生工作的重要意义。

（3）参观托育机构室内外环境，熟悉各室的功能，了解托育机构环境创设的特点。

（4）了解托育机构主要工作人员的工作职责及素养要求。

（5）做一些力所能及的事，如清洁消毒工作、帮助婴幼儿料理生活、分发物品等。亲身体验保教人员工作的职责和素养要求，初步感知保教人员的基本操作要求，积累一定的感性经验，为以后的专业学习打下基础。按照见习机构的卫生、保健、消毒制度，认真填写“一日生活保育工作记录”，并在见习负责教师的指导下，做好日常各项保育工作，保证婴幼儿的身心健康发展。

（6）对待婴幼儿充满爱心，强化责任意识与职业道德。学习观察婴幼儿的方法，能关注不同月龄婴幼儿的身心特点。

（7）在工作中学习如何培养婴幼儿良好的卫生习惯和优良的品行。

（8）掌握婴幼儿常见疾病及传染病的症状及预防、隔离、护理等方法和措施。

（9）观摩并配合见习负责教师组织活动，了解各种保育活动的特点和常见的组织方法，并认真进行记录。请特别注意下述问题。

① 活动前，要了解活动内容，协助见习负责教师做好各项准备工作，熟悉玩教具出现的具体时间。玩教具的提供要适合婴幼儿月龄特点和实际水平，保证玩教具的安全和顺畅使用。

② 活动中要注意观察婴幼儿的表现与需求，注意提醒婴幼儿正确使用玩教具，帮助婴幼儿养成良好的行为习惯。

③ 对婴幼儿提出的要求要适合其生理特点。对待婴幼儿要充满爱心、耐心、细心，严禁体罚或变相体罚。

④ 活动结束后指导婴幼儿收拾好玩教具等物品，并定时对有关物品进行消毒或擦洗。

（10）掌握本班幼儿律动、操节内容，参与婴幼儿的户外游戏活动。

（11）根据班级本月目标和本周目标，尝试学习制订“环节活动计划”与“游戏活动计划”，并在指导教师的配合下组织某一个环节活动或游戏活动，活动结束后请指导教师给予点评。请特别注意下述问题。

① 游戏活动内容的选择要适合本班婴幼儿的月龄特点，形式要有趣。

② 认真写好游戏活动设计方案，主动交给主班教师审阅，虚心听取意见。

③ 为婴幼儿创设必要的游戏条件，并根据设计布置好场地，准备好相应的玩具和材料。

④ 以自身的积极情绪影响婴幼儿，引导婴幼儿积极参加游戏活动，尽量保证婴幼儿按意愿选择玩具并顺利进行游戏。

⑤ 组织游戏活动时方法要灵活，把握好时间和婴幼儿的活动量，尽可能关照到每个婴幼儿。

（12）选择个别婴幼儿作为自己的观察对象，初步学习进行个案记录和分析，完成一份个案观察记录，尝试从婴幼儿的行为中解读其月龄特点。

（13）收集一份托育机构的周食谱。

（14）关注托育机构教师与婴幼儿和家长沟通的形式与方法。

（15）在见习期间，定时分小组对见习内容进行讨论。可以围绕工作中的感悟、体会，对个别幼儿的观察、了解，以及对保教工作的认识等方面完成至少两篇教育笔记。充分体会认真、负责、爱心、耐心、细心对于保教工作的重要意义。

二、专业见习的实施

专业见习不仅要求学生全面了解托育机构的基本情况，观摩教师的工作，熟悉本班婴幼儿的基本情况和见习工作的内容、要求，还需要学生参与其中的保育工作，根据一日流程和具体要求，在工作中培养工作能力。例如，学习清洁和消毒物品时的工作程序及要领；尝试在婴幼儿进餐、喝水、如厕、午睡等生活活动中掌握照护婴幼儿的常规要求和方法；在协助保教人员完成教育教学的工作时，学会有意识地照顾特殊婴幼儿；在日常生活中关注婴幼儿的情绪变化和身体状况，了解常见病的特征及预防措施，掌握安全工作的要求和措施，初步了解如何避免安全隐患。这些知识和能力对日后的专业学习大有裨益。

第二节 专业实习的要求与实施

一、专业实习的要求

（一）能根据托育机构的常规要求有效组织婴幼儿的一日生活活动

了解相应的班级常规和各项制度，熟悉婴幼儿的基本情况，在教师指导下撰写一日生活活动计划，从尝试组织一日生活活动的一些环节入手，直至能有效组织婴幼儿的一日生活活动，对工作充满信心。

（二）在一日生活活动中有重点地对婴幼儿的行为表现进行观察与评价

尝试在日常工作中用个案记录的方法，观察了解婴幼儿在某些活动中的行为表现，并能从婴幼儿的表现中解读婴幼儿的内心世界和实际发展水平，更好地了解婴幼儿的月龄特点，为有针对性地进行保教工作提供依据。

（三）参与教学及其他活动的组织与指导

比较全面地熟悉教育教学工作的流程与具体要求，能够根据托育机构的课程特点撰写活动计划，尝试进行托育机构活动的方案设计和组织，掌握活动组织的基本方法和策略，为全面学习专业课程奠定基础。

（四）参与班级环境创设

了解环境创设对婴幼儿的意义，在托育机构教师的指导下，根据班级教育计划、主题内容和实际需求，尝试进行某一适宜的环境创设，获取感性经验和相关的实际操作技能。

（五）指导婴幼儿在活动区进行活动

认识活动区对婴幼儿学习与发展的意义，根据实习班级教育目标为某个活动区提供活动材料。记录一个活动区的婴幼儿活动现状并分析原因。尝试参与并通过问题指导婴幼儿活动，尝试解决活动区中出现的问题和纠纷，在活动区中对婴幼儿进行个别教育。

二、专业实习的实施

实习阶段是实战阶段。学生最初难免会紧张，但要学着放开手脚，大胆实践，认真反思。

（一）制订计划

实习计划是为要做的各项具体工作而写的规范预案。托育机构最常用的计划有针对一日生活活动的生活环节活动计划及半日活动计划；针对教育教学的教育活动计划，即“教案”；针对活动区的区域活动计划；针对户外活动的户外活动计划。制订计划要结合班级的要求和实际情况，除了写明各环节要“干什么”，还要写明“怎么干”及“为什么干”。

1. 生活环节活动计划

制订生活环节活动计划，需要写清什么时间干什么、教师的组织步骤和方法、对婴幼儿的具体要求及效果分析。

2. 半日活动计划

半日生活有若干环节，将所有内容都逐一做好安排，就是常规的半日活动计划。半日活动计划通常有两种写法：一种是按时间顺序来写，另外一种是按基本的活动内容来写。

3. 教育活动计划

教育活动计划也有基本的格式要求。完成后交给实习指导教师，让其给予点评和修改，以便尽快提升专业水平。

4. 户外活动计划

户外活动要根据婴幼儿的实际发展水平来选择和确定。这类活动计划要写明游戏名称、游戏目标、游戏准备、游戏玩法、游戏规则、效果自评，以及指导教师建议。

开展户外活动时，除集体游戏外，还可根据婴幼儿的情况，适当安排自选器械、材料等的分散活动，以满足不同婴幼儿的需求。分散活动所需材料，教师要提前检查、准备。

（二）组织活动

1. 在观摩的基础上尝试组织婴幼儿的一系列生活活动

教育实习中的环节实习比保育实习中的环节实习更强调目标意识，要突出保中有教、教中有保。学生在实践中要逐步学会安排、组织婴幼儿的生活活动，积极争取锻炼机会，每人至少组织三个不同的生活活动，并选出其中一个进行精研。

2. 精心拟订教育活动计划，准备教育实践

在教育活动实践中，学生要根据主题活动目标，选择适宜的内容，完成详细的书面活动设计，并交指导教师审阅。做活动设计时，要充分考虑婴幼儿的月龄特点和实际发展水平，用新颖的方式发挥自己的优势，调动婴幼儿的积极性。一旦方案通过后，则要精心制作教具、学具。

3. 在教育实践后要进行反思，主动征求指导教师的意见，并在下次活动中予以改进

美国著名的教育学家波斯纳提出了一个教师成长的公式：成长＝经验+反思。这说明反思是教师成长的重要环节，作为实习生更是如此。只有不断实践、学习、总结、反思再实践，才可能直观、具体地总结出工作中的优缺点，发现问题，找出原因及解决问题的办法，培养反思性教学意识，在理论与实践的不断融合与互动中，自觉走上“经验反思”的可持续发展之路。

教学反思有三种类型：一种是“概况性反思”，即通过阶段性的教学活动，及时总结经验，提炼并找到自己的教学特点，同时发现自己在教学中的问题，分析原因，思考解决问题的方法；另一种是“案例性反思”，就是结合某个自己最满意的活动或某个有颇多遗憾的典型案例进行反思，从案例中发现有代表性的问题，使之对以后的教学产生普遍性的指导意义；再有一种是“探索性反思”，就是个人通过理论学习、教研活动、听课等形式，发现新的教学理论或教学方法，并有意识地将其应用于教学实践，再对该经验、收获进行分析，使这种新的方法或理论融入自己的教学风格。

写反思，贵在及时和坚持。一有所得，及时记下；有话则长，无话则短；以记促思，以思促教。长期积累，必能“集腋成裘，聚沙成塔”。

（三）实习中应注意的问题

（1）要循序渐进地学习组织生活环节活动，如婴幼儿的喝水、进餐、午睡、游戏等。突出教育意识，注重婴幼儿良好习惯的培养。

（2）在尝试组织活动时，要力争把所学理论与实习工作相结合，在理论指导下工作，充分考虑婴幼儿的月龄特点和实际发展水平。

（3）在教育实践中，要体现科学的儿童观和正确的教育观，平等地对待每名婴幼儿，关注和呵护每名婴幼儿；要采用赏识的态度和鼓励的方法，让婴幼儿在愉悦的环境中自主活动、自由表现。

（4）教育方法的获得和教育能力的增强是个非常复杂的过程。同样的方法，用在不同的婴幼儿身上，效果可能会大相径庭。每次实践活动结束后，学生要及时整理、反思，并向指导教师虚心请教，归纳总结，用心积累经验，准备迈向更高水平的实践。

（5）从制作简单的玩教具开始学习创设环境的技能。例如，制作活动中用的头饰、道具，活动区中的玩具，体育活动中的用具，以及简单的墙饰等。制作的过程就是思考的过程，使用的过程就是检验的过程。只有能引发婴幼儿思考的环境才是有意义的、真正促进婴幼儿发展的环境。

（6）要敬业好问，热爱婴幼儿，热爱本职工作，不回避自己的弱项，加强对婴幼儿言行的观察，提升与人沟通交流的能力。要根据婴幼儿的月龄特点选择、改编并组织相应的游戏活动，过渡环节的组织要做到平稳中不缺乏内容，遇到个别婴幼儿的个别问题要有好的应对办法。

第三节　综合实习的要求与实施

一、综合实习的要求

（一）在正确教育理念的指导下大胆实践，逐步独立组织婴幼儿的一日生活活动

（1）熟悉婴幼儿一日生活活动流程，了解个别婴幼儿的特殊需要。

（2）观察、记录托育机构教师组织一日生活活动的常用方法和技巧。

（3）在指导教师的帮助下制订一日生活活动计划。

（4）尝试组织婴幼儿一日生活活动。

（5）根据“一日生活即课程”的理念反思自己所组织的活动，并听取指导教师的意见和建议。

（二）设计与组织托育机构各领域的教育教学活动

（1）了解实习班级的月、周活动计划；观察、了解婴幼儿的发展水平、兴趣、特点；了解个别婴幼儿的特殊需要。

（2）观摩教师组织的教育教学活动，分析教师在组织活动过程中是如何体现教育理念及课程理念的；学习、了解教师组织活动的策略和方法。

（3）在指导教师的帮助下制订活动计划，并做好活动的物质准备和婴幼儿的知识经验准备。

（4）尝试组织各领域教育教学活动。

（5）反思教学活动的组织效果，听取指导教师的意见和建议。

（三）组织托育机构的各类游戏活动

（1）观察、记录婴幼儿的兴趣和游戏水平。

（2）观察、记录指导教师组织游戏活动的种类、名称、程序和方法。

（3）在指导教师的指导下设计游戏活动计划、准备游戏材料。

（4）尝试组织游戏活动。

（5）反思游戏活动的组织情况，听取指导教师的意见和建议。

（四）尝试对活动区活动进行指导

（1）记录实习班级活动区的种类、数量及活动材料。

（2）观察婴幼儿在活动区的活动情况，了解婴幼儿的活动水平。

（3）了解近期活动区活动的主题及目标。

（4）在指导教师的指导下尝试为活动区投放材料。

（5）尝试运用语言暗示、参与游戏、启发引导、支持鼓励等方式指导活动区的活动。

（五）参与托育机构教育环境的创设

（1）了解近期活动主题、目标，观察、了解婴幼儿参与活动时与环境的互动情况。

（2）协助指导教师设计和确定环境创设的思路。

（3）在指导教师的指导下完成部分环境创设内容。

（4）协助指导教师组织婴幼儿参与环境创设。

（5）观察、分析婴幼儿对环境变化的关注度和互动效果。

（六）尝试开展简单的家长工作

（1）了解家长工作的基本原则及方式。

（2）通过个别谈话、家园联系手册等方式开展家长工作。

（3）协助指导教师更换家教园地、组织家长开放日。

（4）协助指导教师拟写家长通知。

二、综合实习的实施

此阶段标志着全面实习工作的开始。一切内容均要围绕托育机构的正常工作展开。

（一）生活活动的组织

托育机构的一日生活活动主要包括生活活动、教育活动、游戏活动三大部分。入园、进餐、盥洗、午睡、离园、环节过渡等环节属于生活活动。在实习的最初阶段，学生先尝试生活环节的组织，熟悉托育机构的常规工作，积累组织活动的经验。学生在专业见习、专业实习阶段，已经积累了一些组织生活环节的相应经验。在综合实习中，可以在认真观察记录的基础上，从个别环节入手，逐渐尝试组织一日生活活动。

生活活动是婴幼儿获得经验、体验生活、学习社会技能的重要环节。托育机构的教育目标和内容有很多是通过日常生活完成的。因此，在尝试组织婴幼儿一日生活活动时应努力做到以下几点。

（1）晨间：主动向婴幼儿打招呼；指导、帮助幼儿按正确的方法洗手；检查毛巾、水杯是否摆放整齐。

（2）餐后：检查幼儿是否能按正确的方法收放餐具并擦嘴、漱口。

（3）午睡：提醒幼儿入睡前如厕；提示、检查幼儿盖好小被子；午睡后指导幼儿自己穿衣服；进行午检；指导幼儿安静地用午点。

（4）离园：可就个别婴幼儿的问题尝试与其家长进行沟通，积累做家长工作的经验，取得家长的认可与支持。

特别提示

1. 活动前

务必按照班级的常规要求提前写好计划，并交指导教师审阅。

2. 活动中

要注意尊重婴幼儿的月龄特点，选择适宜的教育方法。例如，要求幼儿早晨能主动问好，学生要首先主动和幼儿打招呼，以自己的积极行为影响幼儿；幼儿不会洗手，学生可以创设相关环境，用图示加儿歌的方法进行提示和引导；幼儿不太会扣扣子，学生可慢慢示范，启发幼儿尝试自己解决问题。

3. 活动后

要及时反思并请指导教师点评，以便在最短的时间内取师之长，获得最大收获。

（二）游戏活动的组织

游戏是儿童最好的学习方式。无论从时间上还是从内容上，在一日生活活动中游戏所占的比例最大，占有的时间最长。游戏最大的特性是快乐、自主、实践。在游戏中婴幼儿特别活跃，充满创造性。给婴幼儿一个世界，他们可能可以创造出无数世界。组织婴幼儿游戏活动是托育机构教师必须具备的一项专业核心能力。

为婴幼儿创设良好的游戏环境，引导婴幼儿在游戏中自主活动、自由表现，在游戏中发现问题、探究解决问题的方法，在游戏中与同伴交往，在游戏中发展想象力和创造性是实习的一项重要任务。

例如，幼儿最喜欢的积木游戏，属于一种结构性活动。一个幼儿把积木搭起来后就推倒，如此反复，学生若因此武断地认为他不会搭积木，马上教他“搭高”等技能，说明学生还不懂游戏。幼儿对积木的摆弄，有着非常丰富的潜在价值：有对形的认识、对数量概念的理解、对质感的体验；有搭建过程中建构的技巧，结果中形式美的展现；有对作品的想象；有问题的解决、与同伴的合作；有成功后的自信体验；等等。此时，游戏不仅仅是玩，而且是一种隐性学习。在游戏中，幼儿是主动的、积极的、快乐的，伴随着积极的情绪而获得的经验是直接的，印象非常深刻。如果幼儿对积木游戏有浓厚的兴趣，教师可以顺势进行引导：怎样把积木搭得更高？怎样用最少的积木搭出最高的塔？看谁的高楼最牢固？此外，教师还可以问问幼儿：长颈鹿的家应是什么样的？小区里除了楼房还有什么？你家的积木汽车能跑起来吗？这样的引导会促使幼儿不断地去尝试和探索。教师在游戏活动中应该是环境的创设者，游戏的参与者，活动的观察者、引领者，多重身份在游戏活动中自然转换，才能更好地体现教师支持、引导、合作的重要作用。

特别提示

1. 游戏活动前

（1）要了解婴幼儿都玩过哪些游戏，水平如何，婴幼儿感兴趣的程度如何，教师在游戏前都会做哪些准备工作，游戏过程中教师做了哪些指导，自己可以先带婴幼儿做哪些游戏。

（2）要按教育教学要求和婴幼儿的月龄特点，提前写好活动设计方案，巧妙设计游戏的内容和组织过程。

（3）要细致地安排和检查游戏场地、设备，排除一切不安全因素，防止意外事故的发生。

（4）要设计符合婴幼儿的月龄特点和实际需求的游戏，创设适宜的游戏环境和条件。

2. 游戏活动中

（1）要调动婴幼儿的情绪，并能创造性地开展活动，保证充足的游戏时间。

（2）应关注婴幼儿的行为表现，以适宜的介入方式参与其中，和婴幼儿共同游戏，捕捉教育契机，实施隐形引导。

（3）组织户外活动时，要掌握好活动量，做到动静交替，同时要提醒和指导幼儿正确使用玩具和设备。

3. 游戏活动后

（1）要指导幼儿做好整理工作，并按常规要求收放、整理玩具。

（2）正确运用游戏的评价策略，对游戏中婴幼儿的表现进行评价。

（三）教育活动的组织

组织教育活动是教师的一项极为重要的基本功，是浓缩了多种教学理论后，所展现出的一种创造性极强的、带有鲜明个人风格的活动。好的教师会以教育对象为主体，以目标为核心，以方法为手段，以内容为载体，灵活而有趣地将目标内容在大脑中链接成一个网状结构。清晰的脉络会让学习者在轻松愉快的条件下，毫不费力地将教育中的核心要素深深刻在脑海中，并使它们重新排列组合。这种体验、发现式的学习，能让学习者从无穷变化中体验到发现的惊奇、创造的快乐。所以，不要把教育活动看成一种简单的模式，而是要追求教育的理想水平，使婴幼儿的认知与能力、情感与态度、行为与习惯在充满探索和体验的活动中发展。

从托育机构课程的组织模式来说，教育活动既可以是面对全班进行的集体活动，也可以是小组形式的分组教学，还可以是一对一的个别教育。内容可以是预设的，也可以是生成的。多种多样的区域活动就是一种非常好的教学延展和补充。游戏可以生成课程，课程也可以变化为游戏。

学生可以按照实习班级的教育活动计划和进度安排，先选择自己比较熟悉、比较有把握的内容，写出活动设计，准备好教具，进行几次正式的教育活动。待积累了一定教学经验后，再逐渐扩展自己的教育领域和教育内容。

特别提示

（1）在整个实习期间，学生要尽可能将各领域的教育内容都尝试一次，即便是遇到自己不擅长的领域，也不要躲避。实习不只是为了成绩，更重要的是在教师的指导下有所锻炼，发现问题，努力改正，有所提高。

（2）不同的托育机构，其课程模式也有所不同。学生要先了解托育机构的环境特点，多观摩指导教师组织的活动，积极参加托育机构的教研活动，全方位地了解、认识课程，再进行实践。

（3）对于课程内容，学生要和指导教师商量，征求意见。对于主题课程，要学会从整体目标来考虑活动的安排，保证内容相互联系、循序渐进并绘制主题网。对于项目活动课程，要特别重视活动内容的“水源”应该是婴幼儿感兴趣的、能直接接触的、可以亲身去感受的问题，要和婴幼儿一起把握项目的进展过程。对于分领域教育，要尽可能地考虑内容、形式之间的整合，用多种适宜的方式表现，以完成目标。

（4）确定目标是学生比较难把握的方面。在通常情况下，学生容易把目标写得过大、过空。如“培养幼儿的想象力、创造力”“培养幼儿的逻辑思维能力”等，这样的目标在一次活动中不可能完成，是一种无法实现的空洞目标。可以尝试将目标概括成情感、态度、认知、习惯等几个方面，然后再细致表达。也可以多看看各类托育机构的优秀活动案例，仔细研读目标的制定、表达方式，看看目标在活动过程中是如何具体体现的。在制定目标时，要特别重视激发婴幼儿的情感、调动婴幼儿的求知欲，使婴幼儿处在最佳的情绪状态，真正成为活动的主体。

例如，0~6个月婴儿动作游戏“翻身小天使”，其活动目标就可以是助力婴儿锻炼身体的协调性和灵活性，激发婴儿的探索欲和自主意识。

（5）在活动过程中，学生要注意观察婴幼儿的表现，当发现婴幼儿有需求时要及时给予适当的引导。例如，在开展“会变的脸”这个活动时，要注意观察：幼儿能否依据已有的知识经验区分出不同人物脸型之间的差异，幼儿的表现方式如何，幼儿在活动中遇到了哪些问题，用了什么样的解决办法，以此来判断幼儿的认知发展水平。

（6）活动结束后，学生要认真总结、反思，可以从婴幼儿的表现来分析，也可以从自己的体验入手进行分析。例如，自己的教育目标是否已完成，语言是否简练，情绪是否饱满，教态是否亲切自然，教具是否起到应有的作用，师幼互动是否充分，婴幼儿的专注度及对作品的满意度如何，自己是否主观地干扰了婴幼儿的活动，是否尊重了婴幼儿的个体差异。深入、细致的反思有助于寻找规律，最终形成用以解决复杂问题时不可或缺的关键经验。

（四）环境创设

环境是影响并支持婴幼儿活动的一切外部条件的总和。托育机构既要为婴幼儿营造丰富的、可感知的物质环境，也要为婴幼儿营造宽松、愉快的精神环境，使婴幼儿在与环境的作用中生动、活泼、主动地成长。良好的精神环境是指人与人之间平等、相互尊重、团结互助的氛围。而创设良好的物质环境可以从室内的墙壁装饰、活动区的创设做起，激发婴幼儿动手操作和对材料探究的兴趣。

例如，近期美术活动的内容是让幼儿感受装饰画的表现特点，即用点、线、花朵、小叶子等基本图案花纹，在各种材质的纸上和谐、有规则地进行美化和装饰。那么，教师就可以引导幼儿发现这些装饰图案出现在了哪些地方。只要有目标，就一定能够筛选出适合幼儿的活动内容，让幼儿尽情地观赏，在比较中感受图案花纹的变化、排序和色彩的搭配等美感。

特别提示

在创设环境的过程中，学生应努力做到以下几点。

（1）任何时候都要以目标为导向，先问自己：为什么这么做？目的是什么？这样做适合婴幼儿吗？

（2）内容要根据婴幼儿的月龄特点和实际需求来安排，应实用、有层次性。

（3）内容布置、张贴的位置要适应婴幼儿的视线规律，满足婴幼儿与环境互动的需求，激发幼儿自主操作的兴趣。

（4）明白环境是为促进婴幼儿的发展而创设的，应尊重婴幼儿的意愿，把婴幼儿当成环境中的主人。

（5）要把握这样的原则：创设的环境既有相对的固定性，又新颖、安全，具有动态性；选择的材料既经济、实用，又充分挖掘材料的价值，使其具有艺术性。

（五）大型活动

实习期间会遇到一些节日，特别是端午节、六一儿童节，它们都含有值得挖掘和表现的文化因素。因此，学生要高度重视大型活动并积极参与，在实践中获得丰富的经验。

以“六一”活动为例：首先，要了解托育机构“六一”活动的具体实施方案，然后在指导教师的引领下，根据本人的情况，确定在活动中能够承担的具体任务；其次，要认真准备，做出方案，竭尽全力完成自己所承担的任务，如排练节目、制作道具、布置画展、创设相应环境等。

特别提示

学生在参与托育机构的大型活动过程中应做到以下几点。

（1）应根据本人的能力和特长，积极主动地承担活动中适合自己且力所能及的任务。

（2）在活动中学习主动沟通，与指导教师相互配合；如有不同意见，可提出自己的合理化建议，但要尊重班级教师的意见。

（3）在活动中要尊重婴幼儿的意愿，并学习捕捉教育契机，随机对婴幼儿进行教育。

（4）在活动中一定要增强安全意识，协助指导教师组织、管理好班上的孩子，避免发生意外。

（六）家长工作

家长是重要的教育资源。只有取得家长的积极配合，教育才能保持一致性，取得最好效果。作为学生，家长工作不是实习重点，但在条件允许的情况下，学生可以在指导教师的指导下，尝试和家长进行简单的沟通、交流，具体要求如下。

（1）利用来园、离园环节，有意识地观摩指导教师如何与家长进行交流，了解交流的内容有哪些。

（2）平时要主动和指导教师沟通，积极询问对个别婴幼儿的教育方法，以及如何与他们的家长进行交流。

（3）有意识地选择班上某一个婴幼儿，在指导教师的指导下对其进行特别的关注和教育，并将自己的心得和婴幼儿的变化与其家长进行交流，虚心听取家长意见，与家长共同商讨教育婴幼儿的方法。

第四节　实习指导教师的职责

实习指导教师主要由学校实习指导教师、托育机构实习指导教师组成。

学校实习指导教师作为实习指导的主体，其主要职能在于指导、监督和评价实习。在三个阶段实习中，学校实习指导教师每周均需要完成一次实习指导和一份实习指导记录。每一阶段的实习指导的内容和重点均有所不同，都应有相应的评价表。

托育机构实习指导教师的职责为指导、引领和评价。托育机构实习指导教师除指导学生完成实习任务、获得专业技能外，还应当承担引领和评价职责。托育机构实习指导教师应注重向学生介绍班级的环境布置、课程安排、课堂常规、婴幼儿的基本情况，特别是有特殊需要的婴幼儿的情况，帮助学生了解班级婴幼儿的已有经验和现有发展水平，引导学生了解现有的教学资源，以此来帮助学生成功度过实习期，达到适合其个人成长的目标。同时，托育机构实习指导教师作为评价的主体，须运用相应的评价表对学生的实习进行客观评价并提出反馈意见。

第五节 实习评价

一、实习评价体系

在实习过程中，实习指导教师需要到实习中心对学生的专业表现、活动方案设计与开展、环境创设和材料投放等方面的能力进行现场观察和评价；在学生实习结束后要结合其所有实习任务的提交情况、内容质量，给出实习成绩。每一项评价均需要配相应的评语，发挥评价的鉴别、导向和改进功能。

具体的实习评价体系可参考表 2-1。

表 2-1 实习评价体系

评价主体	学校实习指导教师	托育机构实习指导教师	学生
评价对象	学生	学生	自我
评价内容	1. 专业性 2. 观察婴幼儿与保教活动计划 3. 保教活动实际操作 4. 保教活动方案 5. 主题教学活动环境创设平面图、主题墙 6. 主题教学活动区域创设、游戏材料 7. 大组教学与小组游戏课室管理 8. 与婴幼儿的沟通能力 9. 反思日记	1. 工作表现 2. 工作态度 3. 人际关系（与婴幼儿、家长、同事的关系）	实习技能掌握情况
评价工具	1. 保教方案及保教活动开展+与婴幼儿的沟通互动+专业表现 2. 主题教学活动区域创设+课室管理+与婴幼儿的沟通互动+专业表现 3. 学生总结	1. 保教方案及保教活动开展+与婴幼儿的沟通互动+专业表现 2. 主题教学活动区域创设+课室管理+与婴幼儿的沟通互动+专业表现 3. 学生总结	学生自我评估表
评价方法	等级评分		

二、实习成绩等级评定细则

每个实习成绩等级应有具体的评定细则，帮助学生和实习指导教师进行对照检验。具体评定细则参考表 2-2。

表 2-2 实习成绩等级评定细则

等级	说明
优秀	1. 在实习作业中体现卓越的独创性 2. 在教学活动、课室管理、常规保育工作中有出色的表现 3. 对个人实习工作有充分的反思 4. 在实习作业中有充分的论述并配合相应的举例 5. 对完成实习工作显示出有非常充分的执行能力 6. 教学活动方案目标非常明确、活动步骤清晰 7. 选择主题、设计主题框架、关注婴幼儿发展、实际操作具有完美表现 8. 在各个方面呈现出高度专业性
良好	1. 在实习作业中体现比较好的独创性 2. 在教学活动、课室管理、常规保育工作中有比较好的表现 3. 对个人实习工作有较好的反思 4. 在实习作业中有比较好的论述并配合相应的举例 5. 对完成实习工作显示出有比较好的执行能力 6. 教学活动方案目标明确、活动步骤清晰 7. 选择主题、设计主题框架、关注婴幼儿发展、实际操作具有比较好的表现 8. 在各个方面呈现出较好的专业性，仍有部分改进的空间
中等	1. 在实习作业中体现部分的独创性 2. 在教学活动、课室管理、常规保育工作中有一般满意的表现 3. 对个人实习工作有基本的反思 4. 在实习作业中有基本的论述并配合相应的举例 5. 对完成实习工作显示出有一般满意的执行能力 6. 教学活动方案目标基本明确、活动步骤基本清晰 7. 选择主题、设计主题框架、关注婴幼儿发展、实际操作具有一般满意的表现 8. 在各个方面呈现出一般的专业性，仍有一定程度改进的空间
及格	1. 在实习作业中较少体现独创性 2. 在教学活动、课室管理、常规保育工作中表现出的能力较弱 3. 对个人实习工作有基本的反思，但程度较低 4. 在实习作业中有基本的论述并配合相应的举例，但程度较低 5. 对完成实习工作显示出有基本的执行能力 6. 教学活动方案目标基本明确、活动步骤基本清晰 7. 选择主题、设计主题框架、关注婴幼儿发展、实际操作具有基本的表现 8. 在各个方面呈现出基本的专业性，仍有很大程度改进的空间
不及格	1. 不能独立完成实习任务 2. 没有能力完成教学活动、课室管理、常规保育工作 3. 没有能力对个人实习工作进行反思 4. 没有能力独立完成实习作业 5. 对完成实习工作没有显示或显示较差的执行能力 6. 没有能力完成教学活动方案 7. 没有能力选择主题、设计主题框架、关注婴幼儿发展、实际操作 8. 在各个方面的表现不具备专业性

第三章

专业见习的含义、目标与内容

第一节 专业见习的含义、目标

一、专业见习的含义

专业见习是教育和教学专业训练的一种实践形式，是培养符合教育需要的教师必不可少的教学环节。顾明远在《教育大辞典》中指出，专业见习是学生在教师指导下，对中小学和幼儿园的教育、教学、学校生活各方面工作及其设施进行观察和分析；一般不参加实际工作。分散在各学年或在实习前结合教育课程集中进行。① 专业见习也是一种替代性学习，是学生在掌握一定的学科专业知识和教育学、心理学等基本理论知识后，有计划、有组织地到中小学和幼儿园进行参观、听课学习，并参加一些教育教学活动。② 从这些文字表述中可以看出，专业见习是一种把知识综合运用于教育和教学的实践活动。专业见习一般是在某个较短时间内完成，可分为集中见习和分散见习两种形式。具体来说，在教师指导下，学生前往托育园、亲子园、早教机构、幼儿园等托幼机构及中小学观摩教师的教学活动，或以托育机构、中小学教师助手的身份深入教育、教学活动中进行观察、体验，此类活动就是专业见习。

婴幼儿托育服务与管理专业的专业见习是指婴幼儿托育服务与管理专业的学生结合所学的专业知识、专业技能，在教师的指导下前往托育园、亲子园、早教中心和幼儿园（有托班）等托育机构，对教育、教学活动及设施进行观察、体验。

根据托育机构工作的实际情况，托育机构专业见习主要包括托育机构的婴幼儿照护服务见习和早期教育见习两个环节。其中，婴幼儿照护服务见习主要观察的是托育机构的照护服务工作，了解相应的岗位工作的基本内容、程序与基本要求，并逐步形成科学的保育观。早期教育见习是指观摩托育机构教师的教育教学工作，了解托育机构教育教学工作的特点和规律，学习相关工作的具体方法和策略，涉及婴幼儿教学活动、游戏活动、个别教育活动、环境创设和特色课程等方面，以获得托育教师职业实践性知识的一种教育活动。

① 教育大辞典编纂委员会．教育大辞典：第2卷［M］．上海：上海教育出版社，1990：27.
② 郭保中．改革教育见习的思考与实践［J］．教育与职业，2008（36）：159.

二、专业见习的目标

托育机构专业见习的目标是学生通过观察托育机构中真实工作环境中的各项保育、教育活动，了解托育机构教师的工作，内化所学的专业理论知识、专业技能技巧，进行实践体验，最终形成实践性知识，增强实际工作能力。概括起来主要包括以下几个方面的目标。

（一）树立正确的教育观，提升职业认知水平，实现专业认同

专业见习是学生走进职业的第一个环节。关于职业认知目前没有完全统一的概念界定，引用最广泛的是怀兹所下的定义：个体在职业过程中对所学知识、价值意义、职业偏好、自我效能进行初级认知，然后通过自我评估技巧、决策技巧等对自我认知进行评估，确定自己的生涯选择，受社会、学校、家庭等外部环境影响。① 简单来说，职业认知是个体获取从事某一具体职业应具备的知识或技能，并对职业做出选择和决策的过程。

在见习过程中，学生深入托育机构，不再以学生的身份而是以见习教师的身份，在教师的指导下，在真实的工作环境中，从外围的工作观察、体验开始见习。从专业的角度出发，学生观察分析托育机构教师的工作，加深对托育机构各种活动的目的、任务、方法等的认识和理解，结合指导教师、专家的示范，感知托育机构教师的职业特点，明确相应的职业标准。同时，专业见习也会激发学生对婴幼儿的热爱、对教育事业的热爱，从而让其增强职业情感，并树立正确的儿童观、教师观、教育观，产生对托育机构教师这一职业的本质认知，确立正确的职业价值观，形成较高的职业认知水平，从而坚定专业思想，强化职业信念，加快专业成长，实现专业认同。

（二）完善专业知识，促进专业成长

专业见习是完善婴幼儿托育服务与管理专业学生专业知识的有效途径之一。陈向明将教师的知识分成“理论性知识”和“实践性知识”两类，认为前者通常停留在教师的头脑里和口头上，是教师根据某些外在标准认为“应该如此的理论”；后者是教师内心真正信奉的、在日常工作中“实际使用的理论”，支配着教师的思想和行为，体现在教师的教育教学行动中。② 实践性知识是综合性知识，需要学生在实践中运用所学的理论知识进行体会以形成自身的实践知识。

专业见习是实践教学的一种重要形式。通常来说，学生在课堂所学的理论知识是经过选择后重组的学科特定的观点、事实、原则、道理等。婴幼儿托育服务与管理专业的专业见习是学生初步接触托儿所、亲子园、早教中心和幼儿园（有托班）等托育机构真实的教育教学环境的有效途径，让学生以观察的形式直接体验教育教学第一线工作的实际情况，从而不与托育机构岗位脱节。专业见习打破了学生在课堂所学的理论知识相对静止不变的状态，让学生在不断变化的实际教育教学中运用所学的理论知识进行分析、实践，实现理论知识与实践知识相结合，总结形成自己的托育经验。在实践过程中，学生更容易发现问题，产生新的想法，进行探索研究，获得更加丰富的理论知识，进一步生成实践性知识与经验。由此可见，这样的良性循环将促使学生的专业知识获得重新整合，理论知识、实践知识得到丰富。总而言之，在专业见习过程中，学生将综合运用自身知识，进而在实践中不断理解、丰富理论知识，同时不断积累实践知识、学会反思，从而完善自身专业知识，促进个人成长。

---

① Robert Wise, Ivan Charner, Mary Lou Randour. A Conceptual Framework for Career Awareness in Career decision-making[J]. Counseling Psychologist,1976,6(3):47-53.

② 陈向明．实践性知识：教师专业发展的知识基础［J］．北京大学教育评论，2003（01）：105.

（三）锻炼专业技能，提升专业素养

婴幼儿托育服务与管理专业的学生通过专业见习走进托育机构教师岗位。专业的教育教学知识与技能都是必不可少的，这些是专业基本素质，也是专业发展的基础。学生只有不断地参加各类托育教育教学实践，切实锻炼自己的专业技能，才能获得更长远的发展。专业见习正是一种有效的教育教学实践。婴幼儿托育服务与管理专业的教育教学技能可分为保育技能和教育技能两个部分，其中的教育技能包含多项技能，如音乐技能、舞蹈技能、美工技能、各种托育活动设计技能等。在简单的课堂教学环境中，其中一部分技能是以知识点的形式进行理论教授，实际上大部分学生在校内课堂学习中不具备将知识点内化为技能的能力。但是采用实践教学的方式，如专业见习，学生通过亲身观察，可以直观体会复杂多变的真实托育教学环境中的婴幼儿一日生活的过程、教师的回应性照料、多种活动组织的方法和实施的效果等，再经过同化转变为个人的专业技能。此外，学生还可以通过专业见习锻炼、反思另一部分课堂所学的直接技能，使这部分技能得到巩固。这样学生的专业技能可以得到全面统一的提升。可见，促进学生专业发展的关键因素在于提升其专业素养，而专业见习可以不断地锻炼、完善学生这些不可或缺的专业技能，以有效地提升其专业素养。

（四）培养专业能力，夯实专业基础

专业能力是学生在具备一定的专业理论知识和专业技能的基础上，在真实的教学环境中通过不断地实践逐渐积累而成的。婴幼儿托育服务与管理专业的学生未来将从事托育机构教师的相关岗位工作，需要具备专业的托育教育教学能力、沟通与合作能力、反思能力、教育科研能力等。教育教学能力包含的范围很广，有观察能力、语言表达能力、活动设计能力、活动组织能力，而托育教育教学能力主要是针对托育活动的设计、实施及对婴幼儿的评价等。沟通与合作能力对于学生来说是非常重要的：在学习过程中要善于倾听，做到与指导教师沟通、与同学合作；在活动实施过程中要及时了解婴幼儿的想法与需求，并给予回应；在工作中则不仅要与同事合作交流，还要学会与领导沟通，及时完成各项工作；在托育工作过程中还需要做到与家长沟通，与家长合作，双方共同努力，通过家园共育，共同促进婴幼儿成长。关于反思能力，教育家波斯纳提出，教师只有不断地积累经验并做到深入反思才能促使自身获得专业成长。学生需要在日常的校内学习、实训与校外实践（如见习）中不断地进行自我反思，在反思中获得专业成长，如在活动实施后坚持写教学反思就是一种典型的反思。教育科研能力是每一位教师都应该具备的专业能力。例如，婴幼儿托育服务与管理专业的学生在专业见习中要学会针对在观摩教育教学等活动中发现的问题积极进行研究探索，逐渐培养自身的研究意识，促进自身研究能力的增强。这些专业能力的养成将使学生的专业基础更加扎实。

（五）熟悉教育对象与环境，提升专业精神

婴幼儿托育服务与管理专业的学生未来的工作对象是婴幼儿，教育教学的环境是托育机构。但是，婴幼儿托育服务与管理专业的学生在日常学习生活中接触的都是年龄相仿的同龄人，对婴幼儿的身心发展、一日生活及托育机构的管理接触不多，无法全面地了解婴幼儿和托育机构。校内的课堂教学不能使学生全面地了解婴幼儿和托育机构，学生必须通过系统学习知识并结合各类教育实践，才能达到将外部信息内化为自身的经验和知识的目标。在婴幼儿托育服务与管理专业的专业见习中，学校将学生分别安排到不同的托育机构的不同年龄班中，因为不同年龄的婴幼儿在身心发育上有阶段性的差异，在各类托育活动中也有不同之处，所以学生可以获得不同的经验。比如托育机构中的婴幼儿年龄一般在 3 岁以下，还处在对父母极度依恋的状态，会出现分离焦虑行为，有的婴幼儿还没有完全掌握日常生活技能，可能存在不会穿衣穿鞋、吃饭需要喂等情况。学生在专业见习中可以

更明确地了解这些婴幼儿的需求，相应地更快速地掌握相关的保教知识与技能。与此同时，专业见习还能培养学生对婴幼儿的责任心和耐心，让学生学会尊重他们，主动提供适合婴幼儿身心健康发展的养育照护等活动。总之，专业见习使学生能够置身于托育机构真实的托育工作情境中，通过观察、思考，获得丰富的实践体验，真正全方位地了解婴幼儿、托育机构岗位工作，认识到关爱婴幼儿的重要性，从而也体会到自身的责任感与使命感，热爱托育教师职业，培养专业精神。

第二节　托育机构专业见习的内容

专业见习是婴幼儿托育服务与管理专业的实践教学体系中的一门课程。学校根据教育目标，按照专业渐进模式安排学生到托育机构参加专业见习。目前婴幼儿托育服务与管理专业的学制主要有两种：初中起点的五年一贯制专科、高中起点的三年制专科。虽然经过多年教学改革，职业院校已经建立了实践课程体系，但对于作为新兴专业的婴幼儿托育服务与管理专业，大多数职业院校存在以下问题：课时分配上重理论轻实践；学校教学内容与实践课程内容脱节；实践课程覆盖面受限；学生见习评价不完善。针对这些问题，婴幼儿托育服务与管理专业的专业见习可采用专业渐进模式（实践课程与学校所开设的专业课程同步）进行，由浅入深、循序渐进。从集体观摩到独立跟班，专业见习的难度递增，与之伴随的是学生不断对所学理论知识进行检验，增强专业能力，为后续的教育实习等实践课程奠定基础，以构建“理论—实践—再理论—再实践”的实践课程体系。

一、参与构建专业实践课程体系

我国著名教育家陶行知先生于1926年在《中国师范教育建设论》中首次系统阐述了“教学做合一”思想，他指出：“教学做是一件事，不是三件事。”“教学做合一”的实质就是教学和生活实践相结合。① 2010年颁布的《国家中长期教育改革和发展规划纲要（2010—2020年）》也提出以“实践环节”定位教育实践的观点。

婴幼儿托育服务与管理专业是新兴专业，尚处于初步发展阶段，开设此专业的各职业院校也在积极探索课程设置。《国家职业教育改革实施方案》中的“双高”计划提到着力培养一批产业急需、技艺高超的高素质技术技能人才，因此实践性教学内容和方式成为职业院校的教育教学重点。基于此，开设婴幼儿托育服务与管理专业的职业院校的人才培养方案一般均设置专业实践课程体系，为学生提供更多的实践机会以提升其专业技能。通常来说，婴幼儿托育服务与管理专业的课程会涉及0~3岁婴幼儿的生活照料、安全看护、科学喂养、早期教育、家庭教育咨询与指导等内容，包括婴幼儿回应性照料、艺术技能课、婴幼儿伤害预防与处理、婴幼儿学习与发展、婴幼儿家园共育等。结合2011年《教师教育课程标准（试行）》，我们建议将教育实践课程设置为专业见习、专业实习等模块，婴幼儿托育服务与管理专业可系统构建专业实践课程体系（详见表3-1和表3-2）以促进学生专业发展。

---

① 谌安荣．陶行知“教学做合一”的理论内涵及教学论意义［J］．云梦学刊，2004（6）：91-93.

表 3-1　五年制婴幼儿托育服务与管理专业实践课程体系（参考）

学年	第一学年	第二学年	第三学年	第四学年	第五学年
专业实践课程	婴幼儿生理基础、婴幼儿卫生与保健、托育服务政策法规与职业伦理	婴幼儿心理发展、婴幼儿回应性照料、婴幼儿伤害预防与处理	婴幼儿游戏活动实施、婴幼儿常见病识别与预防、婴幼儿行为观察与记录、婴幼儿学习与发展	婴幼儿营养与喂养、婴幼儿学习与发展、婴幼儿家园共育	托育机构组织管理导论、托育机构管理实务、学前教育研究方法
专业集中实践环节	托育职业认知见习	婴幼儿照护服务见习、婴幼儿照护服务实习	婴幼儿课程见习	婴幼儿早期教育实习	婴幼儿养育综合实习
实践形式	讲座、见习	见习、实习	见习	实习	岗位实习
实践时间	上、下学期各 1 周	婴幼儿照护服务上学期见习 1 周，下学期实习 2 周	每个月 2 次，每次 1 天	下学期早期教育实习 4 周	下学期全程实习

表 3-2　三年制婴幼儿托育服务与管理专业实践课程体系（参考）

学年	第一学年	第二学年	第三学年
专业实践课程	婴幼儿卫生与保健、婴幼儿回应性照料、托育服务政策法规与职业伦理、婴幼儿心理发展	婴幼儿伤害预防与处理、婴幼儿常见病识别与预防、婴幼儿行为观察与记录、婴幼儿学习与发展	婴幼儿营养与喂养、婴幼儿家园共育、学前教育研究方法
专业集中实践环节课程	托育职业认知见习、婴幼儿照护服务实习	婴幼儿课程见习、婴幼儿早期教育实习	婴幼儿养育综合实习
实践形式	讲座、见习、实习	见习、实习	岗位实习
实践时间	上学期职业认知见习 1 周，下学期婴幼儿照护服务 2 周	上学期课程见习 2 周，下学期早期教育实习 4 周	下学期全程实习

二、托育机构专业见习的核心内容

在婴幼儿托育服务与管理专业的教育实践课程体系中，所有实践课程应当作为一个整体来系统定位、统筹安排。随着学校开设不同的专业课程、制定不同阶段的教育教学目标，托育机构专业见习贯穿于与之同步的学期中，从专业的认同、职业道德的养成，到理论的学习，再到专业技能的提升，逐步完成。托育机构专业见习开展的是一系列分阶段、有步骤的渐进式实践课程，是一种在相对较短时间内完成的实践活动。同时，渐进式专业见习打破了时间的限制，不再集中在某个学期，而是从开设专业理论课时就进行。

就五年制婴幼儿托育服务与管理专业实践课程体系而言，其中包括了托育机构专业见习。一方面，婴幼儿托育服务与管理专业的教育实践遵循婴幼儿养育与照护并重的基本原则。根据托育机构工作主要涉及照护服务、早期教育两个部分的实际情况，作为实践课程体系中的初期模块，相应的专业见习分为保育和教育两个部分。保育见习，即婴幼儿照护服务见习，应安排在早期教育见习之前的阶段。另一方面，渐进式专业见习力求见习的内容与学生在校所学课程尽可能地契合。基于此，学校可在一年级新生入校后安排托育职业认识教育，促使学生对本专业和托育服务行业有所了解，初步形成专业认同，为后续学习专业课程打下基础。通常各院校婴幼儿托育服务与管理专业均会在一年级开设婴幼儿生理基础、婴幼儿卫生与保健等专业课程，结合这些课程，在上、下学期各安排 1 周进行托育岗位工作的见习，即托育职业认知教育，让学生初步熟悉托育机构的岗位工作任务，提升他们对理论知识的理解。二年级学生学习婴幼儿心理发展、婴幼儿回应性照料、婴幼儿伤害预防与处理等学科的知识，相应地，在上学期参加 1 周见习，即保育见习，进一步熟悉并完善婴幼儿回应性照料等的工作知识与技能，为下学期顺利完成保育实习奠定基础，同时初步了解托育机构的婴幼儿区域活动、集体活动，将课程学习与婴幼儿托育一线工作相结合。学校一般为三年级学生开设婴幼儿游戏活动实施、婴幼儿学习与发展等课程，涉及婴幼儿语言、动作、认知、情感与社会性等多个方面的发展，与之匹配安排为期 2 周的托育机构教法课程见习，帮助学生理解所学领域活动的组织与实施，为学生未来的专业发展奠定基础。

三、托育机构专业见习的基本形式

托育机构专业见习是学生将理论知识转化为实践技能的重要途径。渐进式专业见习的方式需要见习内容始终与学生在校所学课程保持同步，而不同课程的教学目标、知识与技能不同，因此专业见习需要采用合适的形式，具体包括讲座、教学观摩、婴幼儿一日活动观察、区域活动观察、托育机构环境创设观察等多项内容。

（一）讲座

专家的引领可以有效地促进学生的专业成长，而讲座正是一种常见的专家引领方式。例如，新生入学后，学校可以组织一次托育职业认知教育，其中安排托育机构负责人或优秀毕业生进行专业讲座，以此让学生对专业和行业有所了解，明确发展方向，为他们学习专业课程打下基础。

（二）教学观摩

教学观摩一般应用于与婴幼儿学习与发展课程相对应的涉及婴幼儿多个方面发展的集中教育活动的专业见习中。学生不仅要观察，同时要进行记录、分析。一方面，学生要判断这是哪个领域的活动、主班教师如何组织各个环节、副班教师怎样辅助主班教师完成各个环节、保育教师在活动中实施了哪些回应性照料的保育措施等；另一方面，学生也要记录并分析活动中婴幼儿在各个环节中说了什么、做了什么、活动的效果如何等。

教学观摩主要有集体观摩和分散观摩两种形式。各职业院校一般采用渐进式专业见习模式（这实质上是一种循序渐进、层层递进的模式）。最初安排集体观摩式见习，使学生的理论知识与实践技能得到提升，后期安排每个学生独立完成分散观摩，也就是跟班式专业见习。见习的难度和对学生的要求是由浅入深、逐步提高的，学生的专业能力也将随之提升。

（三）其他活动观察

婴幼儿托育服务与管理专业的专业见习除了教学观摩以外，还包括婴幼儿一日活动观察、区域活动观察、托育机构环境创设观察等多项内容。婴幼儿一日活动观察要求学生记录所在班级婴幼儿从早晨入园一直到下午离园期间在托育机构的各项活动情况及各教师岗位的职责、组织与实施活动的方法。区域活动观察是婴幼儿在进行区域活动时，学生对婴幼儿进行个案观察，记录观察到的内容并进行行为分析，观察教师的处理措施与处理结果等。托育机构环境创设观察则不仅是对不同年龄段班级的环境进行观察，同时还要对整个托育机构的环境进行观察。学生通过观察，结合所学的相关专业知识进行分析，明确托育机构环境创设的原则、策略，增强职业情感与能力。

上述专业见习的形式从难度来看，既有一般的观察记录，又需要结合所学的专业理论知识进行深入分析，难度由浅入深；从广度上看，讲座、教学观摩、其他活动观察是专业见习的主要形式，通过这些形式，专业见习的内容逐渐涵盖学生在校所学的各门课程，体现出托育机构专业见习带来的实践课程体系的良性循环。

第四章 专业见习的准备、方法与各方职责

第一节 专业见习的准备

专业或学科的学习都需要实践教学与理论教学相结合，两者相互补充、相辅相成、缺一不可，婴幼儿托育服务与管理专业的学习也不例外。托育机构教育教学实践能力是婴幼儿托育服务与管理专业学生综合素养的重要组成部分，作为实践课程体系之一的专业见习则是增强教育教学实践能力的重要途径之一。要实施专业见习这一实践课程，保障专业见习的有效开展，必须在职业理念与职业道德、专业知识与技能、专业能力、角色转变、建设校外实训基地、建立指导教师队伍、建立评价机制几个方面做好准备。

一、职业理念与职业道德

首先，教育教学的职业理念是一种有关教育教学的价值观念，一般存在于教师的内心之中，会被看成一种潜意识的经验，有时候会影响教师的教育教学行为。职业理念不是既定的，是在对专业形成认知的过程中产生的，并会随着实践不断发展。

婴幼儿的学校教育正是从托育机构开始的，托育教师是婴幼儿除了父母以外的第一任教师，是人生道路初始阶段的重要引导者。婴幼儿托育服务与管理专业的学生作为未来托育服务行业的从业者，应该对未来从事的职业具备较高的认同感。职业认同与职业发展、职业探索等密切相关，是人们获得职业幸福感的关键。一般来说职业院校主要采用专题讲座的形式来培养学生的职业认同。学生进校之初，职业院校相关部门会安排专业负责人给全体学生开展专题讲座，简单介绍婴幼儿托育服务与管理专业的培养目标、课程构成、教学安排等，让学生产生初步的认识。为了进一步加深职业认同，会邀请托育机构负责人、优秀毕业生开展系列讲座，系统地进行专业教育，进一步强化学生的专业认知和职业认知以形成更深刻的职业认同。在此基础上，学生会更明确地知道托育工作者的使命，坚定自身的职业决心，从而在各项实践活动及未来的职业中更好地发挥自己的能力。

其次，婴幼儿托育服务与管理专业的学生进行专业见习需要具备一定的职业道德。职业道德是与人们的职业活动紧密联系的，它是一定的社会或阶级对从事一定社会职业的人们的一种特殊道德要求，是社会道德在职业生活中的具体表现。当婴幼儿托育服务与管理专业的学生具备一定的职业道德时，相应的职业责任心、纪律观念都会增强。具体来说，责任心是敬业精神在职业行为中的外在表现，是一种努力的工作态度。只有踏实敬业地投入自己的本职工作中，才能获得成长。职业的

纪律观念则是工作能够顺利进行的基本保障。每个行业都有其纪律和制度要求。从业者只有严格遵守，才能保证规范有效地完成工作，托育服务行业也不例外。因此婴幼儿托育服务与管理专业的学生在进行专业见习时必须具有发自内心的职业纪律观念，从而真正发挥制度在工作中的效用。此外，坚定的职业理想必不可少。职业理想是职业目标，是人们愿意为之努力奋斗的职业方向。坚定的职业理想能够使得从业者在拥有职业责任心、纪律观念的同时，在职业中更进一步，获得更高成就。

最后，婴幼儿托育服务与管理专业的学生要具备科学的儿童观与教养观。0~3 岁是婴幼儿身心快速发展的时期，教养人的儿童观、教养观都将直接影响婴幼儿的发展水平。长期以来，随着我国的托育政策从萌芽探索到逐渐规范化，家庭指导体系也日益完善，托育工作者的儿童观、教养观也越来越科学。婴幼儿托育服务与管理专业的学生作为准托育工作者也必须树立科学的儿童观、教养观，认识到婴幼儿发育和发展具有一定的规律，个体间呈现出差异性；在教养过程中他们不是被动的，而是主动发展的。《儿童权利公约》就呼吁要尊重儿童的权利和福利，儿童有生命权、生存权、受教育权和从事与儿童年龄相符的游戏和娱乐活动的权利，儿童的权利应受到保障，不可歧视、虐待或随意处置儿童，不应忽视儿童的人格和权利。结合当代经济、文化及教育理论的发展，托育工作者更要懂得关爱和尊重婴幼儿，这是婴幼儿身心健康发展的必要因素。但是对婴幼儿的教养仅凭耐心和爱心是不够的，每个婴幼儿都有自己独特的发展节奏和方式，因此在教养活动中托育工作者需要关注每个孩子生长发育的速度、特点和需要，顺应他们的身心发展规律，为他们创设丰富的环境，使他们得到全面发展。以游戏活动的材料投放为例，托育工作者应该首先对孩子进行观察，依据 0~3 岁婴幼儿的体格生长、心理行为发育等指标分析其成长的程度，结合游戏活动内容，为孩子创设合适的环境、投放适当的材料。例如，利用泡泡液设计吹泡泡的游戏，不同年龄的婴幼儿游戏所需的材料和方法都会不同。对于婴儿来说，从“鼓励其进行身体活动，尤其是地板上的游戏活动”考虑，配合泡泡棒，让婴儿躺在或坐在地板上，使其能轻松地看到吹泡泡的情形就可以了。照护人边吹边仔细观察婴儿的反应，注意他的目光是否追随着泡泡，他有没有扭动身体尝试抓住泡泡，泡泡破裂时，他有什么反应，是惊讶，还是非常开心。照护人根据婴幼儿的反应确定后续的活动如何进行。但是对于年龄大一些的 2~3 岁幼儿来说，照护人要“鼓励幼儿进行形式多样的身体活动”“促进精细动作发育”，可以让幼儿在成人的指导下自己拿着泡泡棒吹泡泡，在环境允许的情况下甚至可以前往室外吹泡泡，观察泡泡如何在空中飞舞。或者可以调整游戏材料，增加大盆，盛装泡泡液体，组织幼儿用手搓打出泡泡，引导幼儿把泡泡堆成堆、做成小“雕塑”等。

二、专业知识与技能

知识的积累是增强专业能力最直接的途径之一。只有不断加强专业知识学习才能增强专业实践能力。学生顺利完成托育机构专业见习需要具备相应的专业知识。国家卫生健康委员会印发的《托育从业人员职业行为准则（试行）》中明确指出，托育从业人员要为婴幼儿提供科学照护，保障婴幼儿的安全健康，践行家托共育等。《3 岁以下婴幼儿健康养育照护指南（试行）》（以下简称《指南》）从重视婴幼儿早期全面发展、将早期学习融入养育照护全过程等 8 个方面提出了婴幼儿健康养育照护的科学理念。相应地，《指南》也列出了婴幼儿健康养育照护的内容——生长发育监测、营养与喂养、交流与玩耍、生活照护指导、伤害预防、常见健康问题的防控及照护，这些也正是婴幼儿托育服务与管理专业学生通过专业见习需要掌握的专业知识与技能内容。

首先，托育机构专业见习的内容与在校课程内容相匹配，其中包含了系统的科目知识。其次，婴幼儿托育服务与管理专业的学生在进行专业见习前应当要掌握一定的专业知识和技能，这是完成专业见习的基本要求。一方面，学生掌握所学学科的知识体系、基本思想与方法，将自身专业知识与技能学以致用，才能在今后的专业见习的实践过程中顺利完成工作任务。另一方面，在专业见习的实践过程中，学生可以不断对所学专业知识与技能的掌握程度进行验证，深化理解专业知识与技能，丰富专业知识与技能体系，不断生成实践知识与经验，从而促进自身专业知识的巩固与发展。

（一）理论知识

理论知识是学生在校期间通过系统学习掌握的，主要分为两个部分：一部分是公共基础知识与文化知识，另一部分是与婴幼儿相关的专业知识。一方面，学生作为准托育从业者需要不断学习公共基础知识与文化知识，语文、数学等学科知识能使学生不断丰富自身知识经验，有助于学生将来帮助婴幼儿更好地理解知识。另一方面，学生需要掌握与教育教学等相关的专业知识，这是基本要求。学生在学校期间必须认真学习婴幼儿回应性照料、婴幼儿心理发展、婴幼儿学习与发展等课程的知识，做到理解、掌握，才能完成专业见习的各项任务。此外，与婴幼儿相关的基础医学知识也是重要的知识要素。学生应在“康育”融合的理念下，以健康养育为目标，学习婴幼儿卫生与保健、婴幼儿伤害预防与处理、婴幼儿常见病识别与预防等课程的知识。例如，学生结合婴幼儿卫生与保健、婴幼儿心理发展中关于婴幼儿身心发展特点的知识，才能够在专业见习中更有效地分析、研究婴幼儿的能力和兴趣爱好等。将这些知识融入未来的各项托育活动中，也有助于更好地完成专业见习实践，为自身各方面的发展打下坚实的基础。

（二）管理知识

在开展各项托育教育教学活动时，托育教师需要具备一定的管理知识。简单来说，托育教师为完成各项活动需要协调活动环境、人际关系，引导婴幼儿完成相应的学习任务等。在托育活动实施过程中，托育教师与婴幼儿之间的关系不是单向的，协调教学环境也不仅是对托育机构物理环境进行管理。托育教师要与婴幼儿互动，引导婴幼儿完成学习任务，还要与同事、家长合作交流等，共同促进婴幼儿全面发展。协调教学环境包括对活动本身的管理、对物理环境的管理及对人际交往的管理。可见，专业见习是间接获得托育机构各项管理知识的途径，但也是基于学生本身具有的相关管理知识。不同形式的托育活动需要的管理方式是不同的，学生结合已有的知识和在专业见习中观察到的托育教师在活动中的表现、处理方式等，加以反思、总结，将为其今后的专业实习奠定基础。例如，在为婴幼儿家庭提供家庭照护指导服务中，托育教师需要与家长保持经常性的良好沟通，交流婴幼儿的表现，给家长普及早期教育的专业知识等。在此过程中，除了需要具备专业的教育、照护知识以外，学生还需要善于沟通，具有组织及协调管理的能力。学生可以通过沟通训练、托育机构管理实务等课程的学习丰富相关的管理类知识，提升专业素养。

（三）专业技能

托育工作以婴幼儿健康、营养、安全、回应及早期学习为核心内容，促进婴幼儿健康和潜能发展。①《指南》从重视婴幼儿早期全面发展、将早期学习融入养育照护全过程等 8 个方面提出了婴幼儿健康养育照护的科学理念，同时结合我国实际，提出养育照护须涵盖营养与喂养、生活照护、常见健康问题的防控及照护等 6 个方面。这也指明了婴幼儿更好的全方位发展有赖于照护人在提供充足营养、健康保护、回应性照护、安全保障及早期学习机会等方面的努力。要完成这些任务，照护

① 邵洁，童梅玲，张悦，等．婴幼儿养育照护专家共识［J］．中国儿童保健杂志，2020（9）：1063-1068.

人除了需要具备专业知识外，还必须掌握相关的专业技能。一方面，这些技能有别于学前教育专业、早期教育专业的技能。例如，面对为0~3岁婴幼儿更换尿不湿、清洗屁股、冲泡奶粉等生活照料工作，学前教育工作者就无从下手。再如，就各项活动的组织与实施而言，虽然活动的组织与实施都需要舞蹈、弹唱、美工等基本技能，但是学前教育活动设计主要以3~6岁幼儿的身心发展特点为依据，而婴幼儿托育服务与管理专业服务的对象是0~3岁婴幼儿，活动设计则依据0~3岁婴幼儿的身心发展特点。另一方面，早期教育专业的服务对象虽然也是0~3岁婴幼儿，但是早期教育的任务主要是面对0~3岁婴幼儿及其家长开展教育活动，几乎不涉及生活照料等相关的保育工作。此外，近年来，回应性照护逐渐进入婴幼儿托育服务与管理行业，而这是学前教育专业、早期教育专业都缺乏的。

可见，无论学前教育专业还是早期教育专业，其所需技能都不足以满足0~3岁婴幼儿所需。托育服务则是集保育和教育于一体，其中婴幼儿的年龄越小，保育任务越重。因此，婴幼儿托育服务与管理专业的学生只有拥有多项过硬的专业技能（既包括舞蹈、钢琴、美术及音乐等方面的才艺专业技能，同时也包括回应性照护、科学喂养与安全照护、婴幼儿游戏与亲子活动设计指导与实施等技能），才能在专业见习活动中有效地收获新知，对自身的专业见习任务及未来的其他实践工作产生积极作用。

学生在校期间专业技能的积累与发展主要是通过校内实训这种实践教学方式实现的。实践教学是一种以就业为导向的教育活动。在实践教学中，学生的专业能力，特别是专业操作技能能够得到重点培养。校内实训室、实训基地尤其重视环境的创设，大多是按照真实的工作场景打造的，婴幼儿托育服务与管理专业的实训室一般配有婴幼儿仿真护理实训室、婴幼儿仿真托育照护实训室、婴幼儿感觉统合实训室及钢琴房、舞蹈房等，便于学生在模拟的工作环境中将抽象的理论知识转化为实际操作能力。随着时代的发展，信息技术也被广泛应用于教学中。通过虚拟现实技术模拟托育工作场景、案例，再结合具体的专业课程进行实践训练，学生能够更加有效地提升实际操作能力、解决问题的能力，积累经验，提升专业技能。例如，在婴幼儿仿真护理实训室，学生可以进行婴幼儿沐浴与抚触、拍嗝、尿布更换、大小便清理等回应性照护实训项目，也可以在学习了婴幼儿营养与膳食的相关课程后，进行婴幼儿辅食制作实训操作。

三、专业能力

（一）教育教学能力

托育机构的专业见习任务主要体现在三个方面：一是观摩婴幼儿各项早期教育活动；二是观察主班教师工作；三是观察保育工作。在真实的教育教学环境下，学生需要从观摩到思考与消化，熟悉0~3岁婴幼儿各月龄段的集体亲子活动、婴幼儿自由活动、主题式活动等各类早期教育活动，了解活动后家长的常用后续指导策略；明确主班教师、副班教师各自的工作内容与要求；掌握婴幼儿在园期间一日生活的保育与生活照料等内容，以及家庭中的教养人的照护要点。这些专业见习能帮助学生在进一步理解理论知识的同时不断丰富经验，增强学生在婴幼儿托育活动中的教育教学能力。

（二）终身学习能力

当前处于发展日新月异的信息化时代，社会对人的要求也在不断变化，托育服务行业也不例外。婴幼儿、家长、环境在不断变化，托育机构教师只有坚持学习，不断丰富和完善专业知识与能力，才能适应需求，完成教育教学任务。在这种情况下，婴幼儿托育服务与管理专业的学生须树立终身学习理念，具备终身学习能力，能够主动自我学习以持续地进行专业发展。例如，通过托育机构保育、专业见习，观察了解先进的保育与教育的理论，主动探索并分析问题，从而获得新知，优化知识结构，提高自身的专业水平，促进个人发展。

（三）人际交往能力

不论是在校学习期间还是在实践活动、未来的工作环境中，人际交往对于学生来说都具有非常重要的作用。在专业见习期间学生不可避免地要和指导教师、同伴、婴幼儿、家长及其他不同身份的人沟通。在见习的观摩过程中要善于倾听，做好与托育机构指导教师的沟通，了解婴幼儿的想法与需求；要学会与领导、指导教师沟通，及时完成见习工作；与同伴要合作交流，吸取对方的优点与经验，不断成长；甚至可能需要与家长进行沟通、合作，促进家园共育。

（四）反思能力

著名教育家波斯纳认为教师只有不断地积累经验并做到深入反思，才能促使自身获得专业成长。这种反思能力正是婴幼儿托育服务与管理专业的学生在进行专业见习时所需要的。在校学习期间学生对自身存在的问题不断进行自我反思，有利于提升自己的专业素养。在此基础上，学生在专业见习期间会积极主动地对实践中、实践后观察的情况进行相应的反思，如对观察到的问题、情境进行思考、探究，并写反思日记，从而增强自身的专业能力，保证未来在岗位工作中的托育服务质量。

四、角色转变

婴幼儿托育服务与管理专业的学生在进行托育机构专业见习前做好角色转变的准备是顺利完成专业见习的前提。学生在进行专业见习时虽然已经学习掌握了一定的专业知识与技能，但可能会因信心不足或尚处于在校学习阶段的客观现状仍将自身定位为学生，这样容易导致学生在实践过程中主动性不够。因此学校需要为学生安排多项校内实训，如模拟课堂，让学生在创设的真实情境下理解知识、培养能力，长此以往能够有效促进学生在实践中顺利实现角色转变。托育机构专业见习是实践课程体系中相对基础的部分。学生从原有的学生身份过渡到准教师身份，面对身份和环境的改变，虽然会产生一些疑惑，但是正确地把自己定位为见习教师，能够促进自身以准教师的身份融入托育机构的各项见习活动中，主动观察分析，与指导教师交流，形成实践经验，增强自身的专业能力，为后期相应的教育实习等奠定基础。

五、建设校外实训基地

建立校外实训基地是学生顺利完成各项实践课程的重要保证。就托育机构见习而言，稳定的校外实训能有效弥补学生校内课堂及实训的不足之处。职业院校在完成调研的基础上，充分了解学生对以往校外实训基地的满意度情况，将其中满意度较高的托育机构作为重点合作单位，尽量为学生提供不同性质、不同等级的托育机构，建立以公办幼儿园托班、公建民营托育机构为主，民办公助托育机构为辅的校外实训基地。择优选定一批固定的合作托育机构，建立双方长效合作机制，形成常态化合作模式，在真实的环境中为学生提供充足的专业见习机会；同时切忌随意更换见习的托育机构，以保证学生专业见习的质量。

六、建立指导教师队伍

托育机构专业见习是一项专业性较强的任务。在参加专业见习期间，学生需要富有经验的教师给予指导，那么建立一支指导教师队伍是必不可少的。这支指导教师队伍由两部分人员构成。一部分人员以校内教授婴幼儿托育服务保育、教育方面的专业知识和技能的学科教师为主，其余任课教师也可任指导教师。另一部分指导教师则是专业见习实训基地的托育教师。这部分人员应当具备系统的专业知识和良好的专业能力，能够给予学生专业知识、技能方面的指导；同时还需具有较强的指导能力和沟通能力，能够根据学生个人实际情况采用适当的方法对其专业见习任务进行具有针对性的指导，避免学生托育机构专业见习时盲目性和随意性，以提高学生的专业思想水平和业务能力。为确保专业见习的顺利开展，在合理的见习管理机制下，除指导教师外，每个见习实训基地还可安排见习管理人员，负责与托育机构、校方指导教师对接，及时沟通学生的见习事务，以此建立一支完整的指导教师队伍。

高效的托育机构专业见习离不开校方与托育机构共同商定见习计划，精心安排。双方在深入交流合作的基础上，从双方指导教师的相互熟悉、托育机构专业见习任务的明确到各项托育见习任务的设计，共同商定专业见习计划。例如，学生观摩托育集中教育活动，指导教师在活动前给学生介绍活动的设计意图、组织方式等方面，活动结束后与学生一起评价，帮助学生获得完整的见习认知，促进学生快速提升专业能力，胜任见习工作。

七、建立评价机制

托育机构专业见习是实践课程体系中的重要组成部分，为其建立合理、完善的评价机制是提升专业见习质量的重要手段。一般来说，专业见习评价多采用双向评价制度，分别将学生、指导教师作为考核主体，一方面是见习单位的指导教师对学生进行评价；另一方面是见习单位的管理部门对指导教师进行考核，或由学生对指导教师进行评价。在考核内容方面，对学生、指导教师的考核均可以任务方式进行。具体来说，见习单位和学校双方可将每个学期专业见习活动细分为多个项目，每个项目的考核应包括过程性考核与终结性考核、量化考核与质性考核、集中教育活动考核与其他活动考核。例如，学生需要根据实际的见习任务完成见习手册，见习指导教师则要给予及时的见习总结和评价。见习手册中包括学生对各见习环节的记录、调查报告、总结等。学生在见习每一环节都要按要求及时如实填写，然后由指导教师鉴定评价，按优秀、良好、中等、及格、不及格五级确定成绩。对于指导教师，考核则可从师德、知识、教育教学能力、指导能力等方面进行。建立有效的评价机制能够促使教师、学生对实践过程给予充分重视，使学生形成正确的认知，对培养本专业高素质技术技能人才有着很强的促进作用。

第二节　专业见习的方法

专业见习是婴幼儿托育服务与管理专业实践课程体系的重要组成部分，采用合适的方法有助于学生在专业见习过程中搜集托育机构中丰富的教育教学信息，对婴幼儿的行为进行诠释或评定，同时也能帮助学生理解婴幼儿行为或了解相关问题的发展情况等，为未来的专业实习等实践活动奠定基础。一般来说，专业见习的方法包括观察记录法、访谈法、文本分析法和反思法。

一、观察记录法

观察记录法是托育机构专业见习的核心方法。学生在指导教师的指导下对婴幼儿行为、托育机构环境等进行观察，由此了解托育机构的环境与制度、婴幼儿一日生活及所在班级的婴幼儿，逐渐熟悉托育机构的各项托育活动的组织与实施。学生在校期间学习了一些有关托育服务的教育教学基本理论，基于此在见习初期先主要观察托育机构的环境，教师与本班婴幼儿相处的方法、与婴幼儿沟通交流的技巧，逐渐加深对婴幼儿的身心特点等的理解，再逐步通过日常生活和婴幼儿早期教育活动观察婴幼儿、托育教师，为之后进行其他的专业实践做铺垫。

不论观察哪一种活动，首先要明确观察目标。目标有重要的引领作用，有利于确立观察内容，没有目标容易导致观察内容的选取模糊不确定。具体的观察目标需要依据学生对婴幼儿身心发展水平的了解程度来制定。学生在专业见习初期可以在指导教师的指导下完成观察，随着观察实践增多，学生对婴幼儿的身心发展水平有了直观深刻的了解，逐渐能在观察之前对婴幼儿的语言、行为等做出预判，有助于其聚焦观察方向，独立完成目标的制定。例如，一位因生病请假近 2 周的幼儿周一入托时，主班教师走上前拉着她的小手说："米粒（幼儿小名），你来啦。你这么久没来都不哭，你好棒!"说完，抱了抱幼儿。结合这一事件，学生分析主班教师的语言、动作，发现主班教师主动用语言（来啦、好棒）和动作（拉手、抱一抱）问候婴幼儿，这是典型的"主动问候"，也是入托环节教师迎接婴幼儿最常用的问候方式。一般来说，教师如果发现婴幼儿依恋家长、情绪不佳，会抱一抱他们，并用言语安慰；如果发现婴幼儿身体不佳，会带他们去保健室。

学生在明确了观察目标和观察内容后，需要进一步确定观察的时长和次数，选择具体的方法，并确认自身在观察活动过程中的定位，从而制订出完整的观察计划。记录的具体方法则多采用轶事记录、影音记录这两种。观察计划的制订关系着见习效果。没有计划的观察会导致学生观察活动低效。合理的观察计划能够增强观察的有效性。

观察是学生直观地了解托育机构、婴幼儿的重要途径之一，而记录是观察的延伸步骤。通常观察与记录的是观察对象的语言、动作、行为和表情等。在托育机构专业见习中，学生完成的观察与记录与一般教育教学活动的观察与记录不同，观察与记录的对象不仅有婴幼儿，还有组织实施保教活动的托育教师们。

记录分为主观记录和客观记录。主观记录者对观察对象的行为等的描述包含主观判断、臆想或评价等，如"这是一个调皮的孩子；我认为幼儿这样做是……"而客观记录者对观察对象的行为等的描述则是客观描述，没有主观判断、臆想或评价等。学生在专业见习过程中应保持客观态度，客观记录所观察的婴幼儿、组织保教活动的教师的相关情况，尽可能地还原具体的教育教学场景，为后续的评价和反思提供依据。

随着时代的发展，专业见习中观察记录的方式不再局限于文字，可使用文字、图片、音频、视频中的一种或多种。其中文字记录虽然方便但不具有直观性，甚至存在遗漏信息的可能，所以学生可以采用两种以上的方式记录，如文字和视频结合。这样灵活组合既可以帮助学生完成观察，又能使所获材料更加丰富而具体，提升专业见习质量。

二、访谈法

访谈法也是专业见习中一种常见的使用方法，多采用聊天的方式。在聊天的过程中，学生提出与观察等专业见习活动有关的问题，可以是观察活动开始前学生自我研习中产生的疑惑，如具体活动的观察目标的确定、观察时站位和观察内容的选择、对婴幼儿行为基本理论的解读等；也可以是观察活动过程中发现的问题和困难，如应当如何提问以引导婴幼儿学习。通过对指导教师进行有针对性的访谈，学生容易深入理解活动设计理念，掌握设计方法，夯实专业知识，提升专业技能。

三、文本分析法

文本分析法是一种对关于研究对象的一系列文本材料进行归纳、分析、综合、评价说明的方法。文本材料的形式有记录、文章、日志等，随着时代的发展，音频、视频资料也被视为文本材料。就托育机构专业见习来说，各类活动的观察记录、案例、反思日志及活动时的相片、视频等均可作为研究分析的文本材料。

对材料进行分析之前，学生要先对观察到的信息进行归纳。这种归纳不是简单的梳理。观察记录的材料内容通常是复杂多样的，婴幼儿、教师会做出许多观察目标之外的行为，因此学生需要根据观察目标结合相关理论知识辨别信息的有效性，对信息进行筛选。例如，分析婴幼儿的游戏水平时，婴幼儿与游戏相关的语言、动作发展等方面的信息可以作为有效信息保留，这些往往与教师的活动设计有关，同时也可成为下一个观察目标；而婴幼儿做出的与游戏不相关的一些行为，如故意吸引教师注意的行为则可认为是无效信息。

分析材料实际上是对观察对象的行为进行解读，既要及时又要做到客观而全面。在托育机构专业见习中，学生在解读观察材料时必须以具体的理论为依据，综合考虑实际活动的发生场景等所有信息，深入探究婴幼儿行为背后的原因。为了深入探究婴幼儿的行为，学生往往需要就观察记录与教师、家长交流讨论。只有对同一问题进行不同视角的解读，才能在全面的基础上保证分析的客观性。例如，学生还应该针对观察记录中教师这一活动的组织者的行为进行分析，明确活动各环节的设计意图，理解活动中教师对婴幼儿行为的指导策略，不断丰富自身的托育实践经验，增强专业能力。

四、反思法

反思法是婴幼儿托育服务与管理专业的学生进行专业见习时常用的一种重要的方法，探究并分析见习观察记录，有助于学生学会捕捉有价值的信息，把握教育契机，选择正确的教育策略，逐渐形成托育专业的实践性知识。一方面，学生通过撰写见习反思日志，及时反思各项活动的观察记录，对见习内容进行更加详细而深入的思考、探究，以形成积极的实践经验。另一方面，在指导教师的带领下，学生可采用集中讨论的形式，分组定期进行经验共享和共同反思活动，充分交流想法，提出反馈意见，相互查漏补缺，增强专业知识与技能，尤其是强化真实教学环境与理论知识之间的衔接。此外，鉴于指导教师及本组成员的个人时间限制，学生可充分利用当下更具灵活性的信息化手段，如腾讯会议、企业微信等软件，构建线上专业见习的集体反思共同体，定期开展集体反思会议或随时交流，丰富专业见习实践的经验，增强业务能力。

第三节　专业见习的各方职责

专业见习能有效增强婴幼儿托育服务与管理专业学生的职业情感、课程认知、专业技能等，而学校、学生、教师三方明确职责、做好准备是实现高质量见习的重要保障。

一、学校

（一）制订见习计划，规划见习任务

学校应分学期根据教学计划安排专业见习课程，规划不同时期的见习任务。见习任务需要与校内所学课程，尤其是实训课程项目紧密联系。学校应做好两者间的衔接，如在学生学习婴幼儿卫生与保健的理论知识及相应的操作技能训练之后，及时组织学生进入托育机构进行保育员岗位见习，这样能够在较短的时间内帮助学生巩固所学知识与技能，同时更加清楚自己的岗位角色，利于其今后的长足发展。

（二）建设指导教师队伍，加强见习指导

托育机构专业见习是一项专业性较强的实践，需要富有经验的教师给予学生指导。因此，一方面，学校需要建立以婴幼儿回应性照料、心理发展、卫生与保健及音乐、舞蹈、美工等专业课程教师为主，其余课程任课教师也参与的指导教师队伍；另一方面，院校也要与见习单位沟通协商，就专业见习内容合理安排托育机构的指导教师，共同建设一支专业的专业见习指导教师队伍。另外，学校可就实际情况将学生划分为若干见习小组；同时根据具体的专业见习内容，明确指导教师的指导工作，合理分配各小组的指导教师。学校与托育机构双指导教师的模式能更有效地增强学生的职业思想和业务能力，避免学生见习的盲目性、随意性。

二、学生

（一）提高自身职业素养

托育教师需要热爱儿童，热爱托育教育事业；富有爱心，敬业奉献；勇于奋斗，乐观向上；善于自主学习，自我反思；同时具有良好的语言表达能力和沟通、合作能力。这些是一名托育教师的基本职业素养，也是立身之本。学生在进行托育机构见习之前首先要注重培养和提高自身的职业素养。

（二）储备专业知识与技能

掌握扎实、广博的专业理论知识和较强的专业实践技能是婴幼儿托育服务与管理专业学生完成专业见习的基本保障。在专业见习期间，学生需要完成从学生到见习教师的角色转变。只有通过观摩托育机构的一日生活、各种类型的教学活动、托育机构环境等，运用所学的专业知识分析领会职业技能要求，初步具备对教育教学的反思能力，才能提高专业水平，为今后的早期教育实习奠定基础。

（三）做好充分的心理准备

专业见习前学生须充分做好心理准备。首先，学生要认识到进入托育机构后自己就不再是在校生了，而是一位托育工作者，需要多观察、多请教，及时完成见习任务。其次，要做好受挫的心理准备。在校期间，学生过着简单的校园生活，而在专业见习中，可能遇上很多困难和问题，需要不气馁，积极乐观、勇敢地面对挑战。最后，要做好吃苦受累的心理准备。托育机构工作烦琐，学生不仅要照护好婴幼儿，同时还要完成各种托育活动，甚至可能要面对家长、同事的误解，要有不抱怨、踏实认真的工作精神。这需要学生对本专业、对托育行业认同，做好充足的心理准备，树立正确的托育职业信念，迎接专业见习的挑战。

（四）明确目标与规范

在专业见习前，学生要明确见习目标与规范。首先，学生应端正态度，正确对待见习安排，了

解并掌握见习岗位的工作时间、工作内容、岗位准则，做到事先熟悉见习任务的流程和环节框架，以提高见习效率。其次，认真学习《托育从业人员职业行为准则（试行）》《3岁以下婴幼儿健康养育照护指南（试行）》《托育机构保育指导大纲（试行）》等，熟悉具体的工作岗位职责和工作要点。最后，要重点明确见习过程中的“听、看、记、思”。具体来说，对于托育机构见习中的每一项任务，学生都要听清楚、看全面、及时记、勤反思，理解托育教师的教育教学意图，提升自身的专业素养。

三、教师

（一）做好指导准备

学校指导教师要提前与见习机构教师取得联系，了解专业见习活动的具体内容。通过与学生召开会议，解构见习内容，确立观察点，明确观察量表、观察工具和记录方法，并指导学生掌握对各见习活动进行思考分析的方法，以提高学生未来对托育活动组织和实施的技能和策略的运用水平。

（二）做好见习的总结和评议

总结和评议是学生对整个婴幼儿托育服务与管理专业的专业见习过程进行反思、内化为自身知识与技能的重要环节。学校指导教师在专业见习后需要及时组织学生召开见习总结和评议会议，以见习的具体活动目标为基准，对专业见习的过程和效果做出评价。在总结评议中，指导教师重在指导学生反思专业见习活动，引导学生获得具有针对性的托育教育教学经验。托育机构教师若能参加见习学校组织的总结和评议会议，与学生就见习活动中的疑惑进行交流，再由学校的指导教师结合专业理论及时反思，将会获得事半功倍的效果。

第五章 专业见习的组织与指导

托育机构专业见习不是形式化的过程，而是架起理论学习与实践锻炼之间的桥梁，以此培养和发展学生的托育实践能力，进一步促进学生对婴幼儿养育照护的专业知识、技能的理解和应用。相应地，各职业院校婴幼儿托育服务与管理专业应将托育机构专业见习明确为课程并直接置于人才培养方案当中。

托育机构专业见习是一门过程复杂的实践性课程。为了有序、顺畅、有效地实施托育机构专业见习，学校需要建立起一个规范化、常态化和制度化的专业机制。首先得依据婴幼儿托育服务与管理专业的专业见习方案组织安排专业见习的各个环节；其次还要针对既定计划给予学生及时全面的指导。

第一节 专业见习的组织

一、制订专业见习计划

托育机构专业见习的组织需要有清晰的见习方案。周全的计划有利于托育机构专业活动的顺利开展。总的来说，见习计划由学校婴幼儿托育服务与管理专业负责人组建专业教师团队共同制订，他们从见习目标、见习内容、相关人员及责任、成绩考核及评定办法几个方面对专业见习进行规划。

1. 见习目标

专业教师团队基于婴幼儿托育服务与管理专业人才培养方案中的实践课程整体规划，结合具体的专业见习活动安排制定见习目标。

2. 见习内容

专业教师团队根据确定的专业见习目标，明确见习内容。

3. 见习方式和方法

根据专业见习内容选择合适的方式开展见习活动。只有采用合适的方式才利于学生达成专业见习目标。

4. 组织人员

组织人员包括专业见习计划的制订者、管理者和执行者。

5. 见习计划要求

学生要求：包括专业见习的纪律要求和工作岗位要求。

指导教师要求：包括教育纪律要求和指导工作要求，尤其需要明确指导工作任务。

见习单位要求：根据专业见习的内容和方法，对见习单位在岗位提供、班级类别、跟班教师数量、学生休息场地等方面提出明确的要求，以保障专业见习的顺利开展。

6. 成绩评定

专业教师团队要明确成绩评定方式。注意把学生专业见习前的准备、见习过程的表现、见习总结反思等都纳入评价的范围。

7. 日程安排表

日程安排表一般应涉及专业见习时间、见习内容、见习方法、见习地点、见习人员、指导教师等内容。

二、合理规划专业见习目标

托育机构专业见习的目标应是围绕婴幼儿托育服务与管理专业学生应具备的专业知识与技能设定的，所以确定专业见习目标前，首先要明确本专业要求学生掌握的知识与技能要点。每个专业都需要学生掌握多方面知识与技能。对于婴幼儿托育服务与管理专业的学生来说，需要掌握的知识与技能可以归纳为三大类：婴幼儿照护服务和早期教育方面的知识与技能（包括早期教育活动的备课和教案设计编写能力、活动实施能力、活动评价能力等）、班级管理方面的知识与技能（包括主班教师工作能力、活动组织能力和岗位协调管理能力等）、教科研方面的知识与技能。结合在校期间专业课程的教学进度及学生的专业水平，各院校婴幼儿托育服务与管理专业应将这三方面的知识与技能嵌入专业见习活动，合理分配到不同批次的专业见习中去。

三、明确相关人员及其职责

参与托育机构专业见习的人员包括见习的学生、学校指导教师及见习单位指导教师、管理人员。

婴幼儿托育服务与管理专业的专业见习计划应明确指出见习的学生和指导教师在专业见习中要干什么和怎么干、见习单位管理人员需要提供哪些协助，如果仅仅笼统提出专业见习任务，对具体的活动类型、见习指导工作等没有具体的规定，就不利于学生、校内外的指导教师明确见习的目的、内容、方法等，长此以往就会导致专业见习流于形式。因此，专业见习计划需要明确参与人员具体的岗位责任。

四、专业见习成绩考核及评定办法

最常见的专业见习成绩考核方式是提交见习总结报告，但仅用这种方式是无法体现学生专业见习任务的具体完成情况的。例如，一次早期教育教学观摩活动的基本作业应当包括活动过程记录、观摩后的主题讨论、观摩反思。结合这些作业，指导教师可以将考核内容一一细化，设计为简单直观的表格。校内指导教师主要承担观摩前期的指导工作；校外指导教师随时了解学生的见习情况，给予必要的指导；见习结束后，校内外指导教师批阅学生见习表格和见习总结报告。这样既能保证婴幼儿托育服务与管理专业的专业见习考核评价的全面性、公正性，也能细致地检验专业见习的实际效果，还能增强本专业见习活动的针对性、科学性和有效性。

五、专业见习举例

以五年制婴幼儿托育服务与管理专业第一、二学年专业见习为例，第一学年上、下学期安排的是托育职业认知见习，第二学年上学期安排的是婴幼儿照护服务见习，时长均为1周。

（一）托育职业认知见习

托育职业认知见习一般安排在新生入学6~8周后，此时他们对专业已有一定的了解。该见习主要针对学生对托育职业认识不足，或专业学习动力不足、专业思想不稳定的情况，是专业见习的一种形式。

1. 见习目标

（1）对托育园、幼儿园托班、早教中心有基本了解。

（2）认识托育专业及托育从业人员的岗位职责。

（3）激发专业学习兴趣，坚定专业情感。

（4）增强人际沟通、语言表达和观察能力。

2. 见习内容

学生分别前往托育园、开设托班的幼儿园、早教中心各进行为期1周的专业见习，需要完成的见习内容如下。

（1）参观园所室内、户外环境。

（2）观摩各类婴幼儿养育照护活动。

（3）听一场关于托育教师或托班教师岗位工作的专业讲座。

3. 见习方式和方法

学校统一安排校外实训基地，学生按照8~10人为一组进行分组，并结合见习内容主要采用观察记录法、反思法进行见习。

4. 组织人员

组织人员包括婴幼儿托育服务与管理专业负责人、专业教师。

5. 见习要求

（1）学生要求：

① 在见习期间严格遵守学校的教学管理与学生管理的相关规定。

② 严格遵守见习单位的规章制度。

③ 在见习期间若需要外出办事，必须履行正常的请假手续。

④ 按时完成见习作业。

⑤ 见习结束后按时返校。

（2）指导教师要求：

① 每组由1名专业教师作为指导教师。

② 在专业见习开展前对本组学生明确见习要求。

③ 每日对学生的出勤等见习常规进行考核。

④ 与各见习单位相关教师、工作人员针对具体的见习内容安排进行沟通，并及时告知本组学生。

⑤ 结合各托育机构具体的见习内容给予学生专业指导以保证专业见习质量。

⑥ 见习结束后及时完成学生的见习作业批改工作，并组织本组学生进行集中反思交流。

（3）见习单位要求：

① 根据本单位的情况合理安排专业见习班级、指导教师，结合近期教学计划制订见习方案及学生管理制度、指导教师管理制度。

② 在专业见习开展前组织学生进行见习动员，明确专业见习的各项规章制度。

③ 对学生进行分组，每个班级原则上安排3~5名学生，分配各组的指导教师。

④ 明确指导教师的见习工作内容、要求及考核标准。

6. 成绩评定

专业指导教师进行讨论，制定见习成绩评定标准，具体从学生进行专业见习前的准备、见习过程的表现、见习作业及总结反思几个方面进行综合评价。

托育职业认知见习在本专业人才培养过程中具有重要的作用，有利于增强学生的专业认同感，激发学生的学习兴趣，促进学生的职业发展。

（二）婴幼儿照护服务见习

婴幼儿照护服务见习一般是在学生学习了婴幼儿生理基础、婴幼儿卫生与保健、婴幼儿回应性照料课程，对托育机构婴幼儿照护服务工作的专业知识、技能有了一定积累后，各院校才会开展的保育见习，旨在引导学生树立保教并重、保教合一的专业思想，同时明确婴幼儿生活照料工作在托育工作中的重要地位。

1. 见习目标

（1）通过托育机构婴幼儿照护服务见习，初步了解托育机构一日活动各环节的内容。

（2）将所学婴幼儿生理基础、婴幼儿卫生与保健、婴幼儿回应性照料等课程的知识与实践相结合，用理论指导实践，在见习中运用专业知识、技能，从而进一步熟悉乃至初步掌握托育服务中婴幼儿生活照料等保育工作的基本要求。

（3）培养对婴幼儿的关爱之情，虚心好学、吃苦耐劳的品德，独立工作的能力，以及良好的社会适应能力。

2. 见习内容

学生分别前往托育园、开设托班的幼儿园、早教中心各进行为期1周的婴幼儿照护服务见习。具体见习内容如下。

（1）熟悉托育机构的作息制度，观察托育机构一日生活各环节的内容、组织的方法。

（2）观察主、配班教师及保育教师的各项具体婴幼儿养育照护工作，熟悉其中各项婴幼儿卫生保育工作要点。

（3）听保育教师介绍园所保健工作的实施情况。

3. 见习方式和方法

学校统一安排校外实训基地，学生按照8~10人为一组进行分组，并结合见习内容主要采用观察记录法、访谈法、文本分析法、反思法进行见习。

4. 组织人员

组织人员包括婴幼儿托育服务与管理专业负责人、专业教师。

5. 见习计划要求

（1）学生要求：

① 在见习期间严格遵守学校的教学管理与学生管理的相关规定。

② 严格遵守见习单位的规章制度。

③ 在见习期间若需要外出办事，必须履行正常的请假手续。

④ 熟悉各项保育工作后，可适当参与部分保育实践工作，并按时完成见习作业。

⑤ 见习结束后按时返校。

（2）指导教师要求：

① 每组由一名专业教师作为指导教师。

② 在专业见习开展前对本组学生明确见习要求。

③ 每日对学生的出勤等见习常规进行考核。

④ 与各见习单位相关教师、工作人员针对具体的见习安排进行沟通，根据具体的婴幼儿托育工作中照护服务的岗位工作内容明确学生需要指导及可以参与的部分，并及时告知本组学生。

⑤ 结合婴幼儿生理基础、婴幼儿卫生与保健、婴幼儿回应性照料等课程教学内容，针对具体的婴幼儿生活照料等相关工作内容给予学生指导以保证专业见习质量。

⑥ 见习结束后及时完成学生的见习作业批改工作，并组织本组学生进行集中反思交流。

（3）见习单位要求：

① 根据本单位的情况合理安排专业见习班级、指导教师，结合近期教学计划制订保育见习方案及学生管理制度、指导教师管理制度。

② 在专业见习开展前组织学生进行见习动员，明确专业见习的各项规章制度。

③ 对学生进行分组，每个班级原则上安排 2~4 名学生，分配各组的指导教师。

④ 结合与校方商定的见习指导内容进一步明确指导教师具体的婴幼儿照护服务见习工作内容、要求及考核标准。

6. 成绩评定

专业指导教师进行讨论，制定见习成绩评定标准，与见习单位指导教师共同从学生进行专业见习前的准备、见习过程的表现、见习作业及总结反思几个方面进行综合评价。

通过婴幼儿照护服务见习，学生不仅能丰富保育知识与技能，培养保育工作能力，同时也能增强发现、思考、分析问题的能力，为后期的专业实习打下基础。

第二节 专业见习的指导

一、学校层面

（一）细化落实专业见习各项工作及规章制度

学校要高度重视学生的专业见习工作，建立学生管理制度，规范学生各项实践活动，包括专业见习、实习等，明确学校的教育行政和教学主管等部门具体的统筹安排、监督管理等职责，以维护学生、学校和实习单位的合法权益。

就婴幼儿托育服务与管理专业学生的专业见习而言，一般由托育专业教研室根据具体的教学安排设计专业见习方案，细化各项见习任务，编写见习手册并及时发放给相关师生，将其中的见习任务、指导工作内容传达到位，以此保证能够在专业人才培养方案整体设计下的专业见习框架中，分阶段安排学生的见习内容和指导教师的指导任务、时间、次数，切实把专业见习工作落到实处。

（二）建设“双师型”教师队伍

学校要充分利用校企合作资源，打破原有学校向托育机构单向输送学生参加岗位实践的方式，鼓励本校专业教师获取本专业相关职业技能证书，如婴幼儿发展引导员、保育师、育婴员证书等，增强专业实践能力。通过这样的方式，专业教师不仅能够更加深刻地理解专业知识，有效结合理论与实践，加强课堂教学效果，同时还能够准确把握学生专业见习中所学专业理论在实践中的运用情况，在学生进入托育机构参与教学观摩、组织实施教育教学等活动时给予必要的指导，提升托育人才培养质量。

（三）搭建良好的实践平台

《中华人民共和国职业教育法》提出，职业学校要注重产教融合，实行校企合作。各职业院校几乎都建立了优质的产教融合校外实训基地，拥有稳定的教育见习、实习基地，为学生的专业实践搭建了平台，充分保证了专业见习质量，利于学生实践能力的增强。这些稳定的实践基地为学生提供了集中进行专业见习、实习的实践机会。在集中实践中，学生能够提高实训效率，有机会在真实的工作环境中参加实训项目，如婴幼儿照护服务见习中的清理餐桌、打扫桌面、熟悉餐具消毒等。

二、专业教师

（一）建立高素质指导教师队伍

职业院校专业见习、实习等教学实践活动的校内指导教师一般为专业教师，婴幼儿托育服务与管理专业也不例外。为保证实践教学的质量，学校要结合具体的实践项目，按照管理制度遴选一批专业教师进行实践指导。原则上应根据项目与课程的相关度选择指导教师，例如，专业见习中的婴幼儿照护服务见习与早期教育见习项目就有着不同的指导教师。专业见习的校内指导教师不是随意安排的，必须经过严谨的选择，才能保证学生的见习质量。

（二）加强校内专业实训

实际上专业见习周期较短，而在见习之前学生的岗位实践经验比较缺乏，因此在日常的教学中专业教师要有更加明确的教学目标，不断更新教育理念，加强与企业的联系，了解行业前沿信息，及时调整教学内容、改进教学方法。其中组织学生进行校内专业实训必不可少，如开展婴幼儿早期教育活动设计、婴幼儿游戏指导、环境创设等操作性、实践性较强的实训活动，以此丰富学生的早期教育见习经验。

（三）明确指导任务与责任

参加专业见习的学校专业教师，首先要熟悉托育机构的一日生活各个环节及各项工作的具体要求与内容，并将其渗透进日常教学的案例、实训项目等，让学生在专业见习时已具备一些必要的专业经验。其次要根据工作方案明确具体的指导工作任务，勤去见习单位，进一步监督和规范学生的行为，与托育机构做好沟通。最后，积极与托育机构指导教师交流、研讨，及时了解学生的情况。根据学生实际的专业知识、技能水平及见习情况对其专业知识与技能及时进行指导，引导学生进行有效反思。实际上，学生的专业实践指导工作仅是专业教师多项工作中的一项，专业教师们本身需要承担日常教育教学任务、科研工作等，所以专业教师无法经常到见习单位进行指导，但可以通过面谈、微信、电话等形式与托育机构的指导教师进行沟通，以便及时发现学生在见习期间出现的问题，给予可行性指导意见。校内指导教师与校外指导教师的交流互动，利于双方增进了解、互补理论与实践优势，从而更好地指导学生的专业见习。

此外，校内指导教师要全程参与学生的考核评价，在校外指导教师的评价基础上追加评价，查漏补缺，完善学生的专业考核评价，在通过评价促进学生发展的同时，也对婴幼儿托育服务与管理专业课程设置及专业教师自身的教学内容、教学方法等进行调整改进，与学生同步提升。

三、见习学生

（一）沉浸式参与托育机构的各项日常保教工作

学生在进入托育机构进行专业见习前应当在思想上认识到专业见习的重要性，明确了解见习的目标，熟悉见习内容，完成角色转变，将外在的推动力转变为自身学习的内驱力。在专业见习中，学生应主动观察指导教师的各项保教工作，总结方法，大胆尝试组织与实施各项活动。同时，加强与婴幼儿、教师、家长的沟通，形成良好的职业道德，提升职业素养。

例如，在时间较短的婴幼儿照护服务见习（时长为 1 周）中，学校与托育机构从学生角度出发，为保证见习的质量，一般会把学生安排在一个固定的班级中。那么在见习期间，学生首先需要自行制订计划，有条理地观察所在班级的主、配班教师及保育教师各自的照护服务工作（详见表 5-1）。有的月龄班因孩子年龄小配有 1 名主班教师、2 名配班教师、1 名保育员。教师人数多，分工更细致，对学生的观察要求也就更高了。

表 5-1　某托育机构托小班 2 名配班教师部分照护服务工作安排

时间	照护服务工作内容
8：00—8：30	1. 消毒食育间，填写检查表 2. 消毒班级消毒柜内的餐具 3. 配消毒液，消毒班级内的餐车、门把手、教室内的桌面 4. 向幼儿水桶中灌开水，放凉待用
9：00	1. 进行幼儿餐桌洁消毒工作
早点后	1. 及时清理幼儿餐桌和地面 2. 将清洗完的餐具放进消毒柜消毒
午餐及午餐后	1. 取出消毒好的午餐餐具供幼儿使用 2. 在幼儿吃完午餐后将餐具放进消毒柜消毒
午点及午点后	1. 进行幼儿餐桌洁消毒工作
16：00—17：00	1. 浸泡抹布等（包括幼儿毛巾、教师擦手巾、班级清洁消毒抹布、抹桌布、拖把布等） 2. 完成厕所内部清洁工作 3. 完成教室内部清洁工作 4. 用含酒精的湿巾擦拭玩教具

学生不仅要观察记录 2 名配班教师的照护服务工作内容，还要关注每一项照护服务工作的要点，如浸泡哪些抹布，如何盛装消毒水，消毒水的配比是多少等。只有细致观察才能掌握岗位工作的要点，提升专业水平。

（二）养成自我反思的习惯

自我反思能力是托育机构教师最重要的能力之一。在专业见习过程中，对每一项婴幼儿养育照护活动，学生都要仔细观察、合理记录、科学总结，并进行自我反思。学生在专业见习过程中需要反思的不仅是遇到的困惑、难题，还包括见习的目标、任务。学生应积极主动地观察婴幼儿的日常行为、指导教师的教育教学方法，最终以纸质、信息化的方式进行归纳，形成专业见习的总结档案。这将为学生在今后的工作中成为一名反思型实践者奠定基础。

四、托育机构

（一）合理制定相关管理制度

根据托育机构的工作实际情况，大部分托育从业人员的日常工作强度较大，而婴幼儿托育服务与管理专业的学生较一般人员具有较丰富的专业知识与技能，与托育岗位专业性匹配度较高，因此大部分托育机构愿意接纳学生的专业见习。尤其对于与学校合作的托育机构来说，承接学生的专业见习是一项常规工作，那么学生管理制度也就必不可少了。合理的管理制度能够保证托育机构正常的教育教学秩序，同时也能为学生提供高质量的见习。

（二）认真落实工作责任

专业见习是婴幼儿托育服务与管理专业实践课程的重要组成部分。作为实训实践的场所，托育机构必须重视其中的每个环节，结合职业院校的专业见习方案、托育机构的实际情况制订具体可行的指导计划，明确工作的要求，认真落实工作责任，管理学生，并帮助他们及时解决见习中的各种问题，为其未来的早期教育实习打下基础。

五、托育机构指导教师

（一）有计划地开展见习指导工作

托育机构指导教师首先要正确看待专业见习的指导工作，将其视为为托育事业培养师资的重要途径。指导教师的工作质量直接影响婴幼儿托育服务与管理专业学生的实践成效。那么作为专业见习工作的承担者之一，托育机构指导教师要认真学习专业见习计划，在此基础上有目的、有计划地开展专业见习指导工作，引导学生从观察婴幼儿、创设教育环境，到保教并重、家园沟通等方面，逐步实践，科学、有效地达成见习目标，而不是仅仅在独立的教育教学场景中给予学生指导。具体来说，以早期教育见习为例，指导教师应完成以下任务。

首先，指导教师要主动了解学生的基本信息，包括所在院校、年级、在校期间主要的相关课程等，此外要知道见习的时长、院校预期的见习成果，在此基础上结合自身的工作计划调整工作安排。

其次，指导教师要从观察了解婴幼儿、创设教育环境、组织与实施游戏等活动、家园沟通合作等方面制订指导计划，按照由简到难、循序渐进的方式设置任务，指导学生完成见习任务。

再次，做好“听、看、记、思”的指导。例如，关于如何观察了解婴幼儿，应在帮助学生回忆不同月龄婴幼儿身心发展特点的基础上，引导他们观察个体差异，完成记录，最后组织学生反思。通过这样的方式帮助学生提升专业水平，完善专业知识，为后续的专业实习奠定基础。

最后，面对见习中的突发事件、应急情况，指导教师要随机应变，鼓励学生主动尝试探索，实施生成性的指导。

（二）科学进行专业考核评价

学生是否达成预期的专业见习目标是专业见习的重要考核评价内容。学生明确专业见习目标不仅可以使其专业见习免于流于形式，同时也便于托育机构指导教师有效管理学生。依据专业见习目标，托育机构指导教师可以通过分析学生的目标达成情况客观地给予评价。

第三节 专业见习记录表

专业见习相关记录表格见表 5-2—表 5-9。

表 5-2 见习计划（一）

学生姓名		班级		学校指导教师	
见习班级		托育机构指导教师		见习时间	
见习计划					

表 5-3　见习计划（二）

学生姓名		班级		学校指导教师	
见习班级		托育机构指导教师		见习时间	
见习计划					

表 5-4　个案观察记录（一）

观察对象		性别		月龄		日期	
特殊原因							
特殊护理	隔离观察□　打针□　喂药□　生活护理□　其他□						
观察环节	观察指标				备注		
入园	情绪状态		体温				
集体活动	情绪状态		参与情况				
用餐	情绪状态		用餐量				
午睡	情绪状态		午睡情况				
大便	次数		质量				
反馈与建议							

填表说明：
1. 情绪状况：分“好”（愉快、积极）、“中”、“差”（情绪低落，沮丧哭泣）。
2. 参与情况：用“积极”“被动”“消极”等填写。
3. 午睡情况：用“正常”“入睡时间短”“不能入睡”填写。

表 5-5　个案观察记录（二）

<table>
<tr><td>观察对象</td><td></td><td>性别</td><td></td><td>月龄</td><td></td><td>日期</td><td></td></tr>
<tr><td>特殊原因</td><td colspan="7"></td></tr>
<tr><td>特殊护理</td><td colspan="7">隔离观察□　打针□　喂药□　生活护理□　其他□</td></tr>
<tr><td>观察环节</td><td colspan="4">观察指标</td><td colspan="3">备注</td></tr>
<tr><td>入园</td><td>情绪状态</td><td></td><td>体温</td><td></td><td colspan="3"></td></tr>
<tr><td>集体活动</td><td>情绪状态</td><td></td><td>参与情况</td><td></td><td colspan="3"></td></tr>
<tr><td>用餐</td><td>情绪状态</td><td></td><td>用餐量</td><td></td><td colspan="3"></td></tr>
<tr><td>午睡</td><td>情绪状态</td><td></td><td>午睡情况</td><td></td><td colspan="3"></td></tr>
<tr><td>大便</td><td>次数</td><td></td><td>质量</td><td></td><td colspan="3"></td></tr>
<tr><td>反馈与建议</td><td colspan="7"></td></tr>
</table>

填表说明：
1. 情绪状况：分“好”（愉快、积极）、“中”、“差”（情绪低落，沮丧哭泣）。
2. 参与情况：用“积极”“被动”“消极”等填写。
3. 午睡情况：用“正常”“入睡时间短”“不能入睡”填写。

表 5-6　婴幼儿晨间检查和全日观察记录

日期	姓名	晨间情况	上午观察	下午观察	处理建议

表 5-7 托育机构午餐食谱调查

内容	评价	备注
用量	合适□　　量多□　　量少□	
搭配	粗细□　　荤素□　　营养均衡□	
烹调	色香味□　　软硬□　　切块大小□	
蛋白质	正常□　　偏高□　　偏低□	
脂肪	正常□　　偏高□　　偏低□	
糖	正常□　　偏高□　　偏低□	
分析与建议		

填表说明：

1. 在相应的方框内选择。
2. 蛋白质、脂肪、糖（碳水化合物）的比例约为 1∶1∶（4~5）。
3. 三种营养素所提供的热量分别占总热量的 11%~15%、25%~35%、50%~60%。
4. 午餐的热量占全天热量的 35%~40%。

表 5-8　婴幼儿午餐观察记录

<table>
<tr><td>班级</td><td></td><td>日期</td><td></td></tr>
<tr><td>观察项目</td><td colspan="2">实录</td><td>存在的问题与改进措施</td></tr>
<tr><td>食谱制订情况</td><td colspan="2"></td><td></td></tr>
<tr><td>婴幼儿用餐情况</td><td colspan="2"></td><td></td></tr>
<tr><td>进餐习惯</td><td colspan="2"></td><td></td></tr>
<tr><td>婴幼儿餐后情况</td><td colspan="2"></td><td></td></tr>
<tr><td>特殊婴幼儿饮食管理</td><td colspan="2"></td><td></td></tr>
</table>

表 5-9　婴幼儿午睡观察记录

<table>
<tr><td>班级</td><td colspan="2"></td><td>日期</td><td></td></tr>
<tr><td>观察项目</td><td colspan="3">实录</td><td>存在的问题与改进措施</td></tr>
<tr><td>睡前安全检查</td><td colspan="3"></td><td></td></tr>
<tr><td>随时看护</td><td colspan="3"></td><td></td></tr>
<tr><td>保障降温情况</td><td colspan="3"></td><td></td></tr>
<tr><td>生活自理情况</td><td colspan="3"></td><td></td></tr>
<tr><td>特殊婴幼儿的管理</td><td colspan="3"></td><td></td></tr>
</table>

第六章 专业实习的含义、目标与内容

第一节 专业实习的含义、目标

一、专业实习的含义

专业实习是一种早期教育活动，通常由学校与企业合作，让学生在实际工作环境中进行学习和工作，以获得与所学专业相关的实践经验。婴幼儿托育服务与管理专业的专业实习指的是，学生在专业课程学习的基础上，进入托育机构、早教机构、婴幼儿照护服务机构等实际工作环境中，进行的一段实践性学习活动。它旨在帮助学生将理论知识与工作实践相结合，提升其专业技能和工作能力。在这个过程中，学生不仅能够加深对专业理论的理解，还能够通过实际操作来提升自己的专业技能。

专业实习与课堂教学的区别主要在于，课堂教学侧重理论知识的传授，而专业实习侧重实践技能的锻炼。在专业实习过程中，学生不再是被动接受知识的对象，而是主动参与实践、解决实际问题的主体。通过专业实习这一综合实践活动，学生将进一步强化所掌握的专业知识，初步掌握从事托育机构保育与教育工作的实际技能，在实践中体会、领悟并习得专业理念，培养高尚师德，增强专业认同感。

二、专业实习的目标

根据托育机构工作的实际情况，托育机构专业实习主要包括婴幼儿照护实习和早期教育实习两个环节。

（一）婴幼儿照护实习目标

通过婴幼儿照护实习，学生能够将课堂上学到的婴幼儿日常照护、安全防护、健康监测及环境创设等方面的知识运用到实际的托育服务工作中，从而提升自己的实践技能，建立起对婴幼儿照护工作的职业认同感，理解保育工作在保障婴幼儿全面发展中的重要作用。婴幼儿照护实习目标主要包含以下几个方面。

1. 观察与学习

观察并学习婴幼儿照护的日常工作流程，包括但不限于婴幼儿的饮食、睡眠、卫生和安全等方面。学习观察婴幼儿的生理和心理需求，并根据这些需求提供适当的护理。

2. 技能掌握

掌握基本的婴幼儿护理技能，如换尿布、奶粉冲调、睡眠安抚等。学习如何进行婴幼儿的日常健康监测，包括对生命体征的测量、睡眠模式的观察等。

3. 环境创设

学习如何创设一个安全、卫生、适宜婴幼儿成长的环境。了解并实践如何根据婴幼儿的月龄和发展阶段调整环境布置。

4. 沟通与合作

学习与婴幼儿、家长及同事之间的有效沟通技巧。掌握团队合作的重要性，学习如何在多专业团队中协同工作。

5. 应急处理

学习应对婴幼儿突发状况（如意外伤害、疾病等）的应急处理流程。掌握基本的急救知识和技能。

6. 反思与自我提升

通过实习经历，反思自己的护理实践，识别自己的强项和弱点。制订个人职业发展计划，明确未来学习和提升的方向。

（二）早期教育实习目标

早期教育实习目标规定着实习的任务。早期教育实习要全面培养学生的德、识、才、学，通过各项实践活动锻炼学生。通过早期教育实习的综合性实践，学生获得对托育机构工作的感性认识，提高职业认知水平，为由学生向教师的身份转变奠定基础。早期教育实习是婴幼儿托育服务与管理专业学生将所学理论知识转化为实际操作能力的重要途径。早期教育实习目标主要包含以下几个方面。

1. 教学观察

观察并学习教师如何设计和实施适合婴幼儿的早期教育活动。学习如何评估婴幼儿的学习和发展进度。

2. 教学技能

掌握基本的教学技能，包括课程设计、教学方法和活动组织等。学习如何使用各种早期教育资源和教具来促进婴幼儿的发展。

3. 互动与引导

学习如何与婴幼儿进行有效的互动，引导他们参与早期教育活动。掌握如何根据婴幼儿的兴趣和能力调整教学策略。

4. 家园沟通

学习如何与家长沟通婴幼儿在托育机构的学习和发展情况。了解家长在婴幼儿早期教育中的重要作用，并学习如何建立良好的家园合作关系。

5. 专业发展

通过实习，了解婴幼儿早期教育领域的最新趋势和研究成果。学习如何将理论知识应用于实际教学，增强自己的专业能力。

6. 反思与创新

通过实习经历，反思自己的教学实践，发现教学中的创新点，促进早期教育实践的持续改进和发展。

综上所述，婴幼儿照护实习和早期教育实习是托育机构专业实习的两个重要环节，它们共同构成了学生全面提升专业素养和综合能力的平台。通过这两个环节的实习，学生将能够更好地适应托育机构的工作要求，为未来的职业发展打下坚实的基础。

第二节 专业实习的内容

托育机构专业实习是学生将理论知识转化为实践技能的重要途径。托育机构各类工作和活动是有计划、有目的、有准备的，内容是广泛的。三年制与五年制实践体系关于托育机构专业实习的内容和侧重点略有不同。就五年制婴幼儿托育服务与管理专业实践课程体系而言，托育机构专业实习内容丰富，各领域并重。渐进式专业实习需要保持实习内容与学生在校所学课程同步，根据不同课程的教学目标、知识与技能，采用相应的形式。

一、婴幼儿日常生活照料

（一）生活作息安排

根据婴幼儿的生理和心理特点，学生要学会结合季节变化和实际情况，制定合理的一日生活制度，合理安排婴幼儿的作息时间，包括睡眠、进餐、大小便、活动、游戏等各个生活环节的时间。

（二）饮食照护

学生不仅要掌握饮食照护实操技能，还须学会指导家长科学育儿。在喂养环节，除了自身掌握规范操作外，还要指导家长认识母乳喂养的优势，协助其掌握正确哺乳姿势；若家长采用人工喂养，要提醒家长严格遵循奶粉冲调比例，用 40 ℃～50 ℃温水冲泡，并告知喂养姿势、拍嗝及器具消毒的重要性。在辅食添加方面，要教会家长判断何时应为婴儿添加辅食，强调“从少到多、从稀到稠”的原则，指导其按月龄循序渐进添加各类食物。制订家庭膳食计划时，建议家长参考营养需求搭配食物，合理安排餐次。此外，要引导家长营造安静温馨的进餐环境，培养婴幼儿自主进食、规律进餐、不挑食偏食等良好习惯，提醒家长注意婴幼儿饮食安全，避免提供易导致呛噎的食物，保障婴幼儿健康成长。

（三）清洁照护

学生要教导婴幼儿使用正确的洗手方法，培养良好的手卫生习惯。适时开始口腔清洁，保护婴幼儿的牙齿健康。定期清洁和消毒婴幼儿的用具，如奶瓶、玩具等。教给婴幼儿正确的如厕方法，培养其良好的如厕习惯。

（四）睡眠照护

学生要为婴幼儿创设安静、舒适的睡眠环境。注意观察婴幼儿的睡眠状态，及时响应需求。培养婴幼儿良好的睡眠习惯，如自主入睡。

（五）运动照护

学生要通过抚触促进婴幼儿的感官发展，引导婴幼儿进行适当的运动，促进其身体发展。提供安全的活动空间，鼓励婴幼儿进行自由探索和游戏。在户外活动中要确保婴幼儿的安全。

案例

晨检环节

【案例背景】

学生小王踏入托育机构的大门，怀揣着满腔热情与期待开始了为期一个月的实习。她的首要任务便是参与晨检环节。这是确保婴幼儿安全健康地开始每一天托育生活的关键环节。在这个充满爱与责任的岗位上，小王面临一系列的挑战。

【案例描述】

在指导教师的悉心指导下，小王迅速熟悉了晨检的标准流程。她了解到，晨检不仅是一项简单的检查工作，也是一门充满温情的艺术。从观察婴幼儿的精神状态到检查皮肤有无异常，从测量体温到询问家长婴幼儿前一晚的睡眠和饮食情况，每一个细节都至关重要。

【问题与挑战】

在一次忙碌而有序的晨检中，小王发现了一名体温略高、精神状态不佳的幼儿。这一刻，她的心跳不禁加速。面对这一突发情况，她需要迅速而准确地做出判断，以确保该幼儿的健康与安全。

【解决方案】

面对这一挑战，小王迅速调整了自己的心态，以平稳的语气安抚了家长的情绪。她凭借在实习中积累的专业知识，果断建议将幼儿暂时隔离观察，并持续监测体温。同时，她迅速通知了托育机构的保健医生，以便进行进一步的检查和治疗。在等待保健医生到来的过程中，小王始终陪伴在幼儿身边，用她的温柔与耐心给予幼儿最坚实的依靠。

【结果】

经过一段时间的观察和保健医生的妥善处理，幼儿的体温逐渐恢复正常。然而，为了幼儿的健康和安全起见，小王还是建议家长当天带幼儿回家休息，以便幼儿更好地恢复体力。小王的专业处理和果断决策得到了家长和指导教师的高度评价与认可，她的成长与进步也在这一刻得到了最好的见证。

【反思与总结】

通过这次晨检环节的挑战与历练，小王深刻认识到了晨检工作的重要性及自己在其中的关键作用。她学会了如何在面对突发情况时保持冷静与果断，如何运用专业知识为婴幼儿提供最及时的关爱与呵护。同时，她也意识到了与家长沟通的重要性，学会了如何化解家长的焦虑与担忧。这次经历不仅让小王在专业技能上得到了提升，也让她在职业素养和心理素质的提升上迈出了坚实的一步。她相信，在未来的实习生涯中，她将能够更加自信地面对各种挑战与机遇，为婴幼儿的健康成长贡献自己的力量。

二、婴幼儿安全照护

（一）保障环境安全

学生要保证婴幼儿处于安全的日常生活环境中。家具和儿童活动设施应牢固、无锐角或带有防护包角。药品、易碎尖锐物品、电源或热源食品物品、化学用品及杀虫剂等均应置于婴幼儿不能触及的安全处。具有潜在风险的出口（如厨房、楼梯口）应安装安全护栏，婴儿活动场地应设有安全围栏。所有易导致婴幼儿误吞食的物品（如电池、硬币）应妥善放置。

（二）保障户外活动安全

学生要保障婴幼儿户外活动的安全。在开展户外活动前注意检查活动设备、设施及活动场所的安全性，避免让婴幼儿在具有意外伤害（如受伤、溺水）潜在风险的场所（如车道、车库或车旁、水池边等）活动，做好户外虫咬伤或意外伤害的防护准备。

（三）关注婴幼儿心理安全

忽视、体罚、暴力和威胁均会对婴幼儿的情绪和心理发展带来诸多不利影响。学生应了解婴幼儿需求，及时给予适当的回应，与婴幼儿建立安全的依恋关系，避免任何对婴幼儿的忽视、体罚、虐待、暴力或威胁行为。学生应定期关注自我的心理健康，并具有良好的情绪调控能力和教养，避免向婴幼儿发泄自己的不良情绪。

（四）有效预防常见伤害

学生应认真学习并严格落实预防婴幼儿意外伤害的制度条例，努力做好伤害预防工作，包括对婴幼儿生活环境和活动设备风险的定期排查和清除，婴幼儿服饰、玩具的安全管理等。定期参加安全教育和技能培训。

案例

预防婴幼儿意外伤害

【案例背景】

学生小李在托育机构实习期间，承担起了婴幼儿活动室日常安全检查的重要职责。小李深知，婴幼儿的安全是托育工作的重中之重，任何细微的安全隐患都可能对婴幼儿造成伤害。

【案例描述】

在一次自由活动时间，小李像往常一样在活动室内巡视，观察婴幼儿的活动情况。她发现，活动室的一个角落里有一块小地毯边缘微微翘起。这看似不起眼，但对于正在蹒跚学步、对世界充满好奇的婴幼儿来说，可能成为一个潜在的绊脚石。小李立刻意识到，这可能会给婴幼儿的活动带来安全隐患，必须立即采取措施。

【问题与挑战】

面对这一安全隐患，小李深知，婴幼儿的自我保护能力较弱，一旦跌倒或被绊倒，可能会造成严重的后果。因此，她必须立即采取行动，确保婴幼儿的安全。

【解决方案】

小李迅速而果断地采取了行动。她首先小心翼翼地将翘起的地毯重新铺平，并用双面胶固定住边缘，确保地毯不再翘起。然后，她立即向指导教师报告了这一情况，并详细说明了自己已经采取的措施。

【结果】

通过小李的及时处理和指导教师的支持，活动室的安全隐患得到了有效的消除。在接下来的日子里，小李继续密切关注活动室的安全状况，并积极参与了定期的安全检查工作。最终，在整个实习期间，没有任何婴幼儿受伤事件发生，婴幼儿们在安全、健康的环境中快乐地成长。

【反思与总结】

这次经历让小李体会到了作为托育工作人员的责任和使命。她意识到，婴幼儿的安全不仅关系到他们的身体健康和生命安全，也关系到家庭的幸福和社会的和谐稳定。因此，她必须时刻保持警惕，不断提高自己的专业素养和应对能力，为婴幼儿提供一个安全、健康、快乐的成长环境。同时，这个案例也启示我们，实习中的实际操作是锻炼学生专业素养和应对能力的重要途径。通过在真实情境中解决实际问题，学生能够更好地将理论知识应用于实践，提高自己的综合素质和职业能力。

三、尝试制订工作计划和设计婴幼儿早期教育活动

（一）尝试制订工作计划

1. 尝试制订学期工作计划

在指导教师的指导下，学生可尝试制订学期计划，体验学期计划制订的过程，锻炼宏观规划能力。具体方法为：认真学习、研究托育机构托育工作计划，认真研究并与本班教师讨论上学期的学期工作计划，撰写班级的本学期工作计划。

2. 尝试制订单元主题活动计划

单元主题活动就是教师在一段时间内围绕具有内在脉络或价值关联的中心内容、主题来组织的教育教学活动。主题活动打破学科之间的界限。教师根据主题的中心内容确定主题展开的基本线索，依据这些线索确定主题的基本内容，并创设相应的早期教育环境，组织开展一系列早期教育教学活动，让婴幼儿通过主题学习，获得与主题有关的较为完整的知识和经验。

学生可学习制订主题活动计划的基本步骤和要求，在实际操作中增强设计活动的能力，体会托育机构课程的综合性。

3. 尝试制订周工作计划

周工作计划须兼顾婴幼儿照护、课程安排、家园沟通等方面，保障日常工作有序展开，是托育机构早期教育工作计划中较为具体的计划。周计划多以表格方式呈现，并在每周开始的时候张贴出，便于家长了解一周活动的具体情况，也便于托育机构领导对班级工作的了解与检查。

学生可尝试在明确一周活动目标的基础上，根据目标来安排每天的游戏、教学活动、户外活动的内容，并确定家长工作的重点。每项活动的内容、形式和实践等的安排要具体明确。

4. 尝试制订一日活动计划

一日活动计划是教师为组织一日活动而准备的书面计划，具有程序性、重复性、连续性、节律性等特点，是实现婴幼儿全面发展的重要环节。

学生可尝试在明确婴幼儿一日活动的基本内容的基础上，根据周目标及托育机构的一日生活制度，将各环节内容安排在各个时间段内，并围绕目标，合理安排各方面的活动内容。计划要符合托育机构及婴幼儿实际，具有可行性。

（二）早期教育活动方案设计

早期教育活动方案是教师授课前准备的文字方案，通常以一节课为单位编写。学生应当全面、

详细地写出活动过程；在分析教程、确定活动目标的基础上，结合婴幼儿生理、心理发展水平，明确活动的重点、难点，精心设计活动过程，确定活动方法。活动前，学生应做好活动准备，包括物质准备和经验准备。

案例

学生小王尝试制订一周活动计划

【案例背景】

学生小王是婴幼儿托育服务与管理专业的学生，在一家托育机构实习。在主班教师的悉心指导下，小王有机会尝试制订一周活动计划，为幼儿提供有趣且富有早期教育意义的一天。托育机构强调个性化早期教育和全面发展，小王深感责任重大，但同时也对这次实践机会充满期待。

【案例描述】

小王在主班教师的指导下，首先学习了一日活动计划的基本原则和要素。她了解到，一周活动计划应涵盖幼儿的各个发展领域，包括认知、情感、社交、动作和语言等。同时，还须符合幼儿的年龄特点和兴趣爱好，确保活动的趣味性和有效性。在制订计划的过程中，小王遇到了一些挑战。她需要综合考虑幼儿的日常作息、饮食安排、早期教育内容及可能发生的突发事件。在主班教师的建议下，小王注重动静结合的原则，将不同领域的活动划分到每天，然后详细设计相应的活动。为了确保计划的可行性和有效性，小王多次与主班教师和其他学生进行讨论以修改计划。她仔细倾听教师的意见，同时也结合幼儿的实际情况对计划进行调整。在主班教师的支持下，小王逐渐掌握了制订一周活动计划的技巧和方法。

【问题与挑战】

在制订一周活动计划的过程中，小王遇到了以下问题与挑战。

(1) 活动内容的选择：小王发现，要为幼儿提供既有早期教育意义又有趣的活动内容并不容易。她需要充分了解幼儿的兴趣爱好和发展需求，同时还要考虑活动的安全性和可操作性。

(2) 时间安排的合理性：幼儿的一周活动需要安排得既充实又不过于紧张。小王在初次制订计划时，常常因为活动内容过多或时间安排不当而导致幼儿感到疲惫或无聊。

(3) 与家长的沟通：小王在制订计划时，还需要考虑家长的意见和建议。她需要与家长建立良好的沟通机制，及时了解幼儿在家的表现和需求，以便更好地调整一周活动计划。

【结果】

经过多次的修改和完善，小王终于制订出了一份满足幼儿需求、充满趣味性和早期教育意义的一周活动计划。周一开展手工主题活动，指导幼儿制作彩色手环，锻炼孩子们的动手能力和创造力。周二开展语言主题活动，讲述与动物相关的故事，培养幼儿的语言能力。周三开展运动主题活动，让幼儿在滑梯上尽情玩耍，锻炼身体。周四开展科学探索主题活动，通过简单的水中沉浮，激发幼儿的好奇心和探索欲。周五开展社交能力主题活动，组织幼儿进行简单的互动游戏，增进友谊。这份计划得到了主班教师和家长的一致好评。

在实施计划的过程中，幼儿们表现出极高的参与度和兴趣。他们不仅在游戏中获得了快乐，还在学习中提升了认知水平。同时，家长们也反映，幼儿在托育机构的一周过得非常充实和有趣，回家后也更加愿意与家人分享自己的经历。

【反思与总结】

通过这次尝试制订一周活动计划的经历，小王深刻体会到了实践的重要性。她认识到，虽然理论知识重要，但将其应用于实践中并解决实际问题才是关键。同时，小王也学到了与家长有效沟通、合理安排时间和活动内容等技能。她意识到，作为婴幼儿托育服务与管理专业的学生，需要时刻保持对婴幼儿的关爱和耐心，同时还需要具备解决问题的能力和创新思维。

四、婴幼儿早期教育活动的实施

婴幼儿早期教育活动的实施，包括准备、实施和评价三个阶段，是婴幼儿早期发展中至关重要的一环。这一过程不仅为婴幼儿提供了认知、情感、动作和社会性发展的机会，而且能够通过精心设计的活动，促进他们的全面发展。准备阶段确保了活动的安全、适宜和有效性；实施阶段通过寓教于乐的方式让婴幼儿在互动和探索中学习；而评价阶段为早期教育者提供了反馈。这三个阶段相互衔接，共同确保了活动能够满足婴幼儿的成长需求，为他们的未来学习和生活打下坚实的基础。因此，婴幼儿早期教育活动的实施不仅是早期教育质量的保证，也是婴幼儿健康成长的关键。

（一）准备阶段

学生在参与婴幼儿早期教育活动准备阶段的工作时，应当通过阅读专业书籍、参加培训和实践观察，深入了解不同月龄段婴幼儿的生理和心理需求。通过与婴幼儿的互动，观察他们的行为反应，以更准确地把握他们的特点。以此为基础，学生应根据婴幼儿的成长规律，设计出既安全又富有早期教育意义的活动。活动设计要考虑到婴幼儿的兴趣和爱好，以提高他们的参与度和学习效果。这些活动旨在通过多元化的形式和内容，全面提高婴幼儿的综合素质，推动他们在认知、情感、动作及社会性等各个方面实现均衡发展。

（二）实施阶段

早期教育活动应充分贯彻寓教于乐的基本原则，确保学习过程既充满乐趣又富有成效。学生应通过游戏、艺术、故事等多种媒介，激发婴幼儿的好奇心和探索欲，让他们在轻松愉快的氛围中主动学习，从而有效培养他们的动手能力（即实践操作和精细动作技能）、思维能力（包括逻辑思维、创造性思维和问题解决能力等）及社交能力（如对分享、等待、轮流、合作等基本社交规则的理解和运用）。

此外，学生必须具备敏锐的观察力和灵活的应变能力。在活动进行中，学生要密切观察每位婴幼儿的反应和表现，注意他们的情绪变化、兴趣点转移及学习难点，并据此迅速而恰当地调整活动的难度、节奏和方式。这种动态调整不仅有助于确保活动始终贴近婴幼儿的实际需求，还能促进他们的个性化发展，让每个孩子都能在活动中找到属于自己的闪光点，体验到成功的喜悦。

（三）评价阶段

对婴幼儿早期教育活动进行评价和反思应首先考虑早期教育计划和活动的目标是否建立在了解本班婴幼儿现状的基础上，是否基于科学、正确、清晰的理念（理念应以科学理论和实证研究为基础，符合儿童早期发展与家庭育儿的客观规律），是否既适合婴幼儿的现有水平，又具有一定的挑战性；然后考虑活动内容是否贴近婴幼儿的生活，是否能激发他们的兴趣，同时有助于拓展他们的经验和视野。

学生要学会反思婴幼儿的行为表现和发展变化，将其视为重要的评价信息和改进工作的依据。在评价和反思时，要尊重婴幼儿发展的个体差异；理解婴幼儿的学习是以直接经验为基础、在游戏和日常生活中进行的，珍视游戏和生活的独特价值；重视婴幼儿在活动过程中表现出的积极态度和良好行为倾向，尊重和保护婴幼儿的好奇心和学习兴趣。

总之，婴幼儿早期教育活动的实施是一个既富有挑战性又极具意义的过程，它要求学生不仅要具备扎实的专业知识和技能，也要有一颗热爱孩子、细心观察、勇于创新的心，以科学的方法和真挚的情感，引领婴幼儿在成长的道路上迈出坚实的步伐。

案例

开展幼儿早期教育活动

【案例背景】

小李是婴幼儿托育服务与管理专业五年级学生，按照学校的教学计划，他在一家有着良好口碑的托育机构进行为期三个月的实习。该托育机构注重婴幼儿的全面发展，采用主题式早期教育模式，为婴幼儿提供丰富多彩的学习体验。小李的实习任务是协助主班教师开展幼儿早期教育活动，同时观察和记录幼儿的行为表现，以此增强自己的专业能力和早期教育实践能力。

【案例描述】

在实习的第二周，小李参与了“小动物乐园”这一主题早期教育活动的实施。该活动旨在通过模仿动物的行为、声音和习性，培养幼儿的观察力、想象力和模仿能力。小李负责准备活动所需的道具，如动物玩偶、动物图片等，并协助主班教师进行活动的组织和引导。

活动开始前，小李和主班教师一起布置了活动场地，营造了一个充满动物元素的环境。活动过程中，小李和主班教师轮流扮演不同的动物角色，通过生动的表演和讲解，激发幼儿的兴趣和好奇心。幼儿们积极参与活动，模仿动物的动作和声音，现场气氛热烈而有序。

【问题与挑战】

然而，在活动实施过程中，小李也遇到了以下一些问题。这些问题让小李感到困惑和不安。他意识到自己在早期教育活动设计和引导方面还存在不足。

（1）幼儿参与度不高：部分幼儿对活动缺乏兴趣，参与度低，导致活动效果不理想。

（2）幼儿行为不当：在模仿动物的过程中，一些婴幼儿出现了攻击性或破坏性的行为，影响了活动的顺利进行。

（3）早期教育引导能力不足：小李在面对幼儿的各种反应时，缺乏足够的应对策略和早期教育引导能力。

【结果】

面对这些问题和挑战，小李没有气馁，而是积极寻求解决方案。他主动与主班教师沟通，请教如何更好地吸引幼儿的注意力，激发他们的兴趣。同时，他也认真观察和学习主班教师在处理幼儿行为问题时的技巧和方法。在主班教师的指导下，小李调整了活动方案，增加了更多互动性和趣味性环节，如设置动物角色扮演游戏、利用动物音效进行听觉刺激等。这些调整有效地提高了幼儿的参与度，使他们更加投入地参与到活动中。同时，小李也加强了对幼儿行为的观察和引导。他学会了在幼儿出现不当行为时，及时给予正面的引导和早期教育，帮助他们树立正确的行为观念。在主班教师和小李的共同努力下，“小动物乐园”主题早期教育活动取得了圆满成功，幼儿们在活动中收获了快乐和成长。

【反思与总结】

通过这次实习经历，小李深刻认识到自己在婴幼儿早期教育活动设计和引导方面的不足。他意识到，要想成为一名优秀的托育工作者，不仅需要具备扎实的专业知识和技能，还需要具备敏锐的观察力、灵活的应变能力和良好的早期教育引导能力。在未来的学习和实践中，小李计划加强以下几个方面。

（1）加强专业知识学习：继续深入学习婴幼儿心理学、教育学等相关知识，提高自己的专业素养。

（2）增强早期教育实践能力：多参与婴幼儿早期教育活动的设计和实施，积累实践经验，增强自己的早期教育引导能力。

（3）培养观察力和应变能力：学会更加细致地观察婴幼儿的行为表现和心理需求，灵活应对各种突发情况。

这次实习经历不仅让小李收获了宝贵的实践经验，也让他更加明确了自己未来的职业发展方向和目标。他相信，只要不断努力学习和实践，自己一定能够成为一名优秀的托育工作者。

五、了解托育机构的运营与管理模式

对于在托育机构实习的学生而言，深入了解并掌握托育机构的运营管理模式是其实习经历中不可或缺的一环。这不仅能够帮助他们更好地理解托育行业的运作机制，还能为日后可能从事的相关工作打下坚实的基础。

学生应全面了解托育机构的组织架构、人员配置及财务管理等关键方面。他们需要熟悉机构内部各部门之间的职能划分和协作流程，理解不同岗位人员的工作职责和技能要求，从而更好地融入团队，发挥个人优势。同时，财务管理也是学生需要关注的重要领域。了解机构的预算编制、成本控制、收入支出等基本情况，有助于他们形成对托育机构经济运作的初步认识。

在参与机构的日常管理工作时，学生应主动学习并执行机构的各项规章制度。这包括了解并遵守机构的工作纪律、服务标准、卫生安全规范等，确保自己的行为符合机构的要求，为婴幼儿提供稳定、有序、安全的学习和生活环境。此外，学生还应积极参与机构的各类培训和会议，不断提升自己的专业素养和管理能力。

在班级管理方面，学生需要协助指导教师进行日常的教学和管理活动。这包括制订教学计划、准备教学材料、组织课堂游戏和活动、观察并记录婴幼儿的学习和行为表现等。通过与指导教师的紧密合作，学生可以逐步掌握班级管理的技巧和方法，为日后独立承担班级管理工作积累经验。

与家长沟通也是托育机构运营与管理中不可或缺的一环。学生应积极参与家长会的筹备和召开，了解家长的需求和期望，及时向家长反馈婴幼儿在托育机构的表现和进步，共同探讨婴幼儿的成长和早期教育问题。良好的沟通不仅有助于增强家长对机构的信任和支持，还能为婴幼儿的全面发展创造更加有利的条件。

最后，学生应高度关注托育机构的安全卫生工作。他们需要了解并遵守托育机构的安全卫生管理制度，定期检查和维护托育机构内的设施设备，确保婴幼儿的活动环境安全、卫生、整洁。同时，学生还应积极参与托育机构的应急演练和突发事件处理，增强自己的安全意识和应急处理能力，确保在紧急情况下能够迅速、有效地保护婴幼儿的身心健康。

综上所述，对托育机构运营与管理的全方位实践对于学生而言是一次宝贵的学习机会。通过深入了解托育机构的运营管理模式、积极参与日常管理工作、协助指导教师进行班级管理、加强与家长的沟通及关注安全卫生工作等实践，学生可以全面提升自己的专业素养和管理能力，为未来的职业发展奠定坚实的基础。

案例

协助教师进行班级管理

【案例背景】

小张在托育机构实习期间，被分配到一个由指导教师带领的班级中，负责协助指导教师进行日常的班级管理工作。这个班级由20名年龄在1～3岁的婴幼儿组成。该班婴幼儿年龄跨度大，且正处于身心快速发展的关键阶段，对周围环境和成人的照顾有着极强的依赖性和敏感性。

【案例描述】

小张进入班级后，快速了解了班级各个婴幼儿的性格。她不仅积极参与婴幼儿的日常照料工作，如喂食、换尿布、哄睡等，还主动承担起班级环境布置和活动策划的任务。在指导教师的指导下，小张逐渐熟悉了班级管理的各个环节，包括制订日常活动计划、组织婴幼儿进行游戏和学习、与家长沟通等。

然而，在实习的第三周，班级中出现了一些挑战。由于婴幼儿数量较多，且他们之间的个性差异较大，班级秩序一度陷入混乱。部分婴幼儿因为不适应新环境或缺乏安全感而频繁哭闹，而另一些婴幼儿因为过度活跃而难以安静下来。这些问题给小张和指导教师带来了不小的压力。

【问题与挑战】

面对这些挑战，小张和指导教师进行了深入的讨论和分析。他们发现，问题的根源在于缺乏一个有效的班级管理制度和个性化的照顾策略。具体来说，他们面临着以下几个问题。

（1）缺乏明确的日常活动安排：婴幼儿的日常生活和学习缺乏规律性和计划性，导致他们无法适应并产生不安情绪。

（2）缺乏个性化的照顾策略：每个婴幼儿都有不同的性格和需求，但班级中缺乏针对个体差异的照顾策略，导致部分婴幼儿无法得到适当的关注和照顾。

（3）缺乏有效的沟通机制：指导教师、学生和家长之间缺乏及时有效的沟通，导致信息传递不畅，无法共同解决婴幼儿在托育机构遇到的问题。

【结果】

针对上述问题，小张和指导教师共同制定了一系列改进措施。

（1）制定明确的日常活动安排：他们根据婴幼儿的年龄特点和兴趣爱好，制订了详细的日常活动计划，包括游戏、学习、休息等各个环节。并根据婴幼儿的年龄划分了活动的难度等级，以适应各年龄段婴幼儿的身心特点。同时，他们还注重活动的多样性和趣味性，以吸引婴幼儿的注意力并提高他们的参与度。

（2）实施个性化的照顾策略：他们通过观察和分析婴幼儿的性格和需求，制订了个性化的照顾计划。例如，对于性格内向的婴幼儿，他们提供更多的安抚和陪伴；对于过度活跃的婴幼儿，则安排更多的户外活动和体能训练来消耗他们的精力。

（3）建立有效的沟通机制：他们定期组织家长会，向家长介绍婴幼儿在托育机构的表现和进步，并听取家长的意见和建议。同时，他们还建立了学生与指导教师之间的定期交流机制，以便及时发现问题并共同解决。

经过这些改进措施的实施，班级秩序得到了显著改善。婴幼儿们逐渐适应了新环境，并展现出了积极的学习态度和良好的行为习惯。家长们也对托育机构的工作表示了高度认可和满意。

【反思与总结】

通过这次实习经历，小张深刻体会到了班级管理的重要性和挑战性。她认识到，有效的班级管理不仅需要科学的方法和策略，还需要高度的责任心和耐心。同时，她也意识到自己在专业知识、实践技能和职业素养方面还有待提高。对于指导教师而言，这次经历也让他更加深入地了解了学生的需求和成长过程。他意识到，给予学生更多的实践机会和指导支持，可以促进他们的快速成长和职业发展。

综上所述，这个婴幼儿托育服务与管理专业学生在实习期间协助指导教师进行班级管理的真实案例，不仅为学生提供了宝贵的实践经验和学习机会，也为托育机构的管理和发展提供了有益的参考和借鉴。

第七章

专业实习的准备、方法与核心原则

专业实习作为连接校园与职场的重要桥梁，不仅仅是对所学知识的实践检验，更是对学生个人职业素养、团队协作能力和问题解决能力的全面提升。为了更有效地开展实习工作，学生在实习之前应做好各项准备工作，掌握高效的实习方法，明确实习过程中应当遵循的方法和要求。

第一节　专业实习的准备

学生在专业实习之前，应做好充足的准备，做到有备无患。从了解实习单位的基本情况，到复习巩固专业知识，再到培养积极的职业态度和良好的沟通技巧，每一步都至关重要。充分的准备不仅能让学生更快地适应实习环境，还能在实习中展现出更加自信、专业的形象。

一、心理准备

学生在进入婴幼儿托育服务与管理的实践领域前，首先应当做的是调整自己的心态，以积极适应即将到来的各种挑战和困难。这一专业领域的实习往往不仅仅是对理论知识的简单应用，更是对学生耐心、爱心、责任心及专业技能的全方位考验。

面对婴幼儿这一特殊群体，学生须建立起坚实的自信心，这不仅源于对所学知识的熟练掌握，也源于对婴幼儿心理发展规律的深刻理解及对托育服务理念的认同。学生应当认识到，每一次与婴幼儿的互动都是一次宝贵的学习机会，每一次解决婴幼儿困扰的过程都是自我能力提升的契机。因此，学生须做好充分准备，以饱满的热情和专业的态度投入实习工作中，用实际行动诠释对婴幼儿成长的关爱与支持。

同时，保持积极乐观的心态对于学生而言同样不可或缺。托育服务工作中难免会遇到各种预料之外的挑战，如婴幼儿的突发情绪、家长的特殊需求或是同事间的摩擦等。在这种情况下，学生若能保持乐观，积极寻找解决问题的方法，不仅能够有效缓解工作压力，还能激发团队的正能量，共同为婴幼儿营造一个更加和谐、温馨的成长环境。

勇于尝试和创新也是学生在实习过程中应当具备的重要品质。婴幼儿托育服务与管理是一个不断发展的领域，新的早期教育理念、技术手段和管理模式层出不穷。学生应敢于跳出传统框架，结合实际工作需求，探索更加高效、科学的托育方法。无论是利用现代科技手段提升服务质量，还是设计富有创意的早期教育活动激发婴幼儿潜能，每一次的尝试都可能为托育工作带来新的突破和发展。

综上所述，婴幼儿托育服务与管理专业的学生在面对实习挑战时，不仅要调整心态、建立自信，还要保持积极乐观，勇于尝试和创新。这样的心理准备不仅能够帮助他们更好地应对实习中的各种情况，也为将来成为一名优秀的婴幼儿托育服务与管理人才奠定了坚实的基础。

二、知识与技能准备

在踏入专业实习之前，学生应复习专业知识，巩固理论基础；提升实践技能，如早期教育活动设计、婴幼儿照护、家长沟通等方面的技能。同时，学生还应了解托育机构的行业标准和法律法规。

首先，学生须具备全面而扎实的专业知识与技能，以确保能够顺利融入实际工作环境，为婴幼儿的健康成长提供高质量的服务。复习并深化理解专业知识是不可或缺的一环，这包括婴幼儿心理发展、教育学、婴幼儿卫生与保健等相关知识，巩固这些理论基础能够帮助学生更好地理解婴幼儿的身心特点、行为模式与学习需求，从而制订出更加科学、合理的保教计划。除了理论知识的积累外，提升实践技能同样至关重要。学生要会书写基本的活动设计教案，掌握设计常规早期教育活动的技能，设计出既符合婴幼儿认知发展水平，又能激发他们学习兴趣的活动方案。同时，婴幼儿照护技能也是实习过程中的一项重要训练内容，包括但不限于日常照护、膳食照护、意外伤害的预防及处理等。熟练掌握这些技能对于保障婴幼儿的安全与健康至关重要。

家园共育作为托育行业中一个不可或缺的关键环节，具有至关重要的意义。它不仅有助于婴幼儿的全面发展，还能增强家庭与托育机构的互信与合作，提升家长的育儿水平，并推动托育服务行业的健康发展。因此，在实习过程中，学生应充分认识到家园共育的重要性，并积极参与到家园共育的实践中，学会有效地与家长建立信任关系，客观告知家长婴幼儿在托育机构内的表现（包含进步与不足），同时也要倾听家长的意见与建议，与家长共同为婴幼儿的全面发展制定个性化的养育策略。

此外，对于婴幼儿托育服务与管理专业的学生而言，了解托育机构的行业标准和政策法规不仅有助于学生在实习期间更好地适应和融入工作环境，还能为学生未来的职业发展奠定坚实的基础。了解并遵守相关行业标准和法规等是每位学生的基本职责。学生在实习之前应认真学习托育服务的相关政策文件、卫生保健标准、安全防护要求等，确保实习期间的行为合法合规，维护婴幼儿及家长的合法权益。随着国家对婴幼儿照护服务体系的日益重视，相关政策法规不断更新完善，学生还须保持学习的主动性，紧跟行业动态，确保自己的服务始终符合最新的标准与要求。

综上所述，婴幼儿托育服务与管理专业的学生在专业实习前，不仅要夯实理论基础，还要在实践活动设计、婴幼儿照护、与家长沟通等多方面技能上精益求精，同时紧跟行业标准和政策法规的变化，以全面、专业的姿态迎接实习挑战，为婴幼儿提供安全、健康、快乐的成长环境。

三、物品与资料准备

在参加专业实习之前，学生需要细致而周全地做好物品与资料的准备工作，这是确保实习顺利进行的重要前提。

具体来说，学生应当提前准备好一系列实习所需的物品和资料。这些物品和资料包括但不限于一本用于记录实习期间所见所闻、所学所感的实习日记本，这有助于回顾和总结实习经历，深化对婴幼儿托育服务与管理专业的理解；一本教案本，用于设计并记录下自己的教学思路和活动方案；一支或多支书写流畅的笔，用于日常记录、笔记整理及与同事和家长的沟通交流；具备拍照功能的设备，用于捕捉实习期间的精彩瞬间，记录婴幼儿的成长变化，而这些珍贵的影像资料将成为实习报告的重要组成部分，也是宝贵的学习资源。需要注意的是，记录影像资料前应先取得婴幼儿及其家长的同意。

除了上述物品外，学生还须深入了解实习单位的背景信息与实际需求。这包括但不限于实习单位的基本情况，如规模、师资力量、教育理念等，婴幼儿的年龄层、性格特点、兴趣爱好等，以及实习单位的具体规章制度、工作流程、安全规范等。学生应提前进行充分的调查与准备，可以通过查阅相关资料、与导师或实习单位负责人沟通、参加实习前的培训等途径，获取尽可能多的信息，为即将到来的实习生活做好全方位的准备。

综上所述，做好物品与资料的准备，以及深入了解实习单位，是婴幼儿托育服务与管理专业学生步入实践领域的第一步，也是他们顺利融入工作环境、提升专业技能、实现个人成长的关键。

案例

充分准备的重要性

【案例背景】

小江是某高校婴幼儿托育服务与管理专业的一名学生。经过三年系统扎实的学习，他满怀期待地踏入了实习阶段，希望将所学知识应用于实践，为未来职业生涯打下坚实基础。他被分配至一家口碑良好的婴幼儿托育中心，负责协助教师进行日常照护和教学活动。

【案例描述】

在实习初期，基于前期对该托育机构的深入了解，小江很快熟悉了托育中心的环境、设施及日常流程。然而，随着实习的深入，他逐渐遇到了挑战。一天下午，小江负责带领一组婴幼儿进行户外活动，原本计划进行的游戏因天气突变而不得不临时更改。这时，幼儿桃桃因不适应突如其来的变化，开始表现出强烈的情绪波动，大哭大闹，试图逃离活动区域。面对这一突发情况，小江感到十分慌乱，他试图用言语安抚桃桃，但效果甚微，反而让桃桃的情绪更加激动。这一幕不仅影响了其他婴幼儿的情绪，也让在场的同事感到担忧。

【问题与挑战】

小江在实习过程中遇到问题的主要原因是缺乏足够的心理准备，特别是面对婴幼儿突发情绪问题时，他缺乏有效的应对策略。此外，他还未能完全适应从理论学习到实践操作的转换，对于婴幼儿心理和行为特征的理解不够深入，导致在实际工作中不够从容和自信。

【结果】

事后在同事和指导教师的帮助下，桃桃被成功安抚。经过这次事件，小江意识到自己在实习前的准备工作存在明显不足，尤其是心理准备方面存在缺失。这次经历给他留下了深刻的教训。实习中心负责人指出了他在处理突发事件时的不足，并建议他加强相关方面的学习和准备。

【反思与总结】

小江的实习经历提醒我们，充分准备对于实习成功至关重要。除了物质上的准备外，心理准备同样不可忽视。婴幼儿托育服务与管理专业的学生应深入了解婴幼儿的心理和行为特征，学习并掌握有效的情绪管理和应对策略。同时，实习前应进行充分的心理调适，增强自信心和应变能力，以更好地适应实习环境，从容面对工作中的各种挑战。小江决定利用剩余实习时间，加强理论学习与实践的结合，在实习中仔细观察并学习经验丰富的主班教师的做法，从中汲取经验，提升自己的专业素养和综合能力，为未来的职业生涯做好充分准备。

第二节　专业实习的方法

学生不仅要确保自己做好周全的准备，还须关注在实习过程中的实际操作方法与策略。为此，我们应积极推广并践行“高效运作、规范操作、创新思维”的原则，力求每位学生都能熟练掌握并运用高效的工作方法。高效的工作方法能让学生在有限的时间内掌握更多的实习技能，规范的操作流程则能确保实习过程的安全与顺利。同时，我们也鼓励学生在实习中勇于创新，敢于尝试新的方法和思路，以推动实习工作的不断进步。

一、观察学习法

在专业实习这一宝贵的学习环节中，学生应当掌握并熟练运用一系列高效、系统的观察与记录方法。专业实习不是一个简单的旁观学习的过程，要求学生以高度专注和细致入微的态度去观察指导教师在日常托育工作中的示范行为，观察不同月龄段、不同性格婴幼儿的行为。具体而言，学生应当留心指导教师如何有效安抚哭闹不止的婴幼儿，如何巧妙设计并实施既富有早期教育意义又能激发婴幼儿兴趣的游戏活动，以及如何在婴幼儿间发生冲突时迅速而恰当地介入处理，有效发展婴幼儿的社会性行为。此外，学生还须灵活运用儿童行为观察、儿童行为测量等方面的专业知识，客观敏锐地观察婴幼儿，去捕捉婴幼儿对这些活动所展现出的微妙反应。例如，他们对哪些环节表现出浓厚的兴趣，参与活动的积极性如何，以及他们的情绪状态是否发生积极的变化等。

通过这样的全面观察，学生能够逐步深入理解婴幼儿早期教育活动的组织原则、方法技巧及背后的早期教育理念，也能更加清晰地认识到婴幼儿在不同成长阶段的身心发展特点与需求，为日后提供更加个性化、科学合理的保教服务奠定坚实的基础。

同时，学生还须努力培养并坚持良好的观察记录习惯。这包括在每一次观察结束后，及时、详细且客观地记录下观察的具体场景、婴幼儿的行为表现细节、指导教师的应对策略及其实际成效，以及自己在观察过程中的即时感受、思考与分析等。这样的记录不仅有助于学生系统地回顾和梳理观察内容，还能为后续的深入分析提供丰富的素材。

在此基础上，学生应定期进行观察记录的回顾与深入分析，通过对比不同场景下的观察结果，总结经验和教训，提炼出针对不同个性特点与成长阶段的婴幼儿的有效保教策略。这一过程不仅能够促进学生持续提升专业技能，还能提高其早期教育敏感度，使其在面对各种复杂情况时能够更加从容不迫、应对自如。

综上所述，通过深入实践观察学习法，学生能够为将来从事婴幼儿托育服务与管理工作打下坚实的基础，不仅能在理论知识上有所收获，还能在实践能力与专业素养上实现质的飞跃。

二、实践操作法

在婴幼儿托育服务与管理专业的专业实习阶段，学生应当秉持积极主动的态度，全身心投入实际工作当中，锻炼并提升个人的专业技能与操作能力。专业实习工作包含婴幼儿照护及早期教育两大方面实操内容。婴幼儿照护实习包括婴幼儿的日常照护工作中的膳食照护、睡眠照护、身体清洁、手卫生等实操内容，以确保婴幼儿的身心发展的基本需求得到满足。学生要积极参与早期教育活动的组织与实施，根据婴幼儿的月龄特点和兴趣爱好，设计并实施富有创意和早期教育意义的活动。此外，学生还要主动与家长进行沟通交流，了解家庭背景和育儿理念，分享婴幼儿在托育机构的表现和成长点滴，为婴幼儿的健康成长贡献力量。

同时，学生在实践操作中还须勇于承担任务，敢于面对各种挑战。无论是处理婴幼儿的哭闹、挑食等常见问题，还是处理突发事件和紧急情况，学生都应保持冷静、耐心和细心，积极寻求解决问题的方法，并在实践中不断总结经验教训，增强自己的应变能力。通过反复实践和不断尝试，学生将逐步掌握婴幼儿托育服务与管理中的一系列实际操作技能，如掌握婴幼儿的喂食量和喂食时间、熟练进行换尿布和穿衣等日常护理工作、灵活运用各种安抚技巧来缓解婴幼儿的焦虑情绪，以及巧妙设计游戏来引导婴幼儿进行身体锻炼和智力开发等。学生熟练掌握这些技能并积累经验，将确保自己能够自信、准确地完成工作任务，从而为婴幼儿提供高质量的托育服务。

需要注意的是，学生在实践操作中还必须严格遵守安全和卫生规范，熟练掌握卫生消毒相关技能，时刻将婴幼儿的身心健康放在首位。这要求学生不仅要确保活动场所无安全隐患，如定期检查游乐设施、玩教具的安全性，及时清理尖锐物品和易碎物品等，还要在日常实习工作中严格遵循正确的清洁消毒流程，如定期对活动场所、玩教具进行消毒处理，以及保持个人和婴幼儿的清洁卫生等。这些措施能有效预防意外伤害和疾病传播的发生，为婴幼儿营造一个安全、健康、快乐的成长环境。

三、反思总结法

在职业生涯的起步阶段，学生应当积极养成并持之以恒地保持每日反思与总结的习惯。这一行为远非对日常工作的简单回顾，而是对自我表现、专业技能，以及个人成长的深刻剖析。通过反思总结法，学生能够深入挖掘实习过程中的点点滴滴，从细微处发现自我成长的契机。

具体而言，学生须以一种客观而全面的视角，审视自己在实习期间所遭遇的种种挑战、面对的困境，以及那些通过不懈努力而克服的难题。在这一过程中，学生不仅要识别出自身存在的不足之处，如沟通技巧的欠缺、情绪管理的不足，或是专业知识理解的浅显等，还要勇于正视这些不足，并深入思考其背后的原因与根源。同时，学生还应珍视并记录下自己在实习期间取得的每一次成功与进步，无论是与婴幼儿建立深厚情感联系的瞬间，还是成功解决了一个棘手问题的时刻，这些成功经验都是推动个人成长与职业发展的宝贵财富。

更为关键的是，学生应当将反思的过程视作一次从理论到实践的飞跃。这意味着，他们不仅要深入分析每一次失败与成功的根源，也要从中提炼出深刻的教训与宝贵的启示，让这些反思的结晶成为驱动个人持续成长与进步的强大引擎。这一过程涉及多个维度，包括但不限于以下几点。

制订个人成长计划：基于反思的结果，学生可以清晰地认识到自己在哪些方面存在短板，从而制订出具有针对性的个人成长计划。这些计划可能包括定期参加专业培训、阅读相关书籍与文献，或是寻求指导教师的个性化指导等，旨在全面提升自我。

提升专业技能：通过反思，学生能够明确自己在专业技能上的不足，进而采取具体措施加以弥补。这可能需要深入学习最新的行业知识、掌握先进的工具与技术，或是通过模拟实践、案例分析等方式，增强解决实际问题的能力。

优化工作方法：反思还能帮助学生发现工作流程中的低效环节，促使他们探索并实践更高效的工作方法。这可能包括采用时间管理工具、优化任务分配策略，或是学习并应用项目管理技巧，以提高工作效率与质量。

增强团队协作能力：在反思过程中，学生会意识到团队合作的重要性，并思考如何更好地融入团队、提升协作效率。这可能包括提高沟通技巧、增强同理心，或是主动承担团队责任，以促进团队整体效能的提升。

此外，学生还应充分利用实习期间的团队资源，积极与指导教师和其他学生进行交流与学习。在分享与倾听中，学生能够拓宽自己的视野，了解到不同的早期教育理念与实践方法，从而丰富自己的知识与经验。同时，通过共同探讨遇到的问题与解决方案，学生能够在团队协作中相互启发，激发出更多的创新思维与实践智慧。这种基于反思总结法的团队协作，不仅能够促进学生在婴幼儿托育服务与管理领域的共同成长与进步，还能够为他们未来的职业发展奠定坚实的基础。

案例

应用多元化实习方法

【案例背景】

小李是一名婴幼儿托育服务与管理专业的学生，进入某知名托育中心实习。面对婴幼儿这一特殊群体，小李深知自己不仅需要掌握扎实的理论知识，还需通过实践不断积累经验，提升专业技能。因此，她决定采用多元化的实习方法，包括观察学习、实践操作与反思总结，以期在实习期间实现快速成长。

【案例描述】

在实习初期，小李首先通过细致入微的观察，学习资深教师如何与婴幼儿建立信任关系，如何根据婴幼儿的年龄特点和兴趣设计寓教于乐的活动。她注意到，每位教师都能根据婴幼儿的性格灵活调整教学策略。这让她深刻体会到“因材施教”的重要性。随后，小李积极参与到婴幼儿日常照护与早期教育活动中，从协助准备教具、布置环境到直接参与教学活动，她逐渐熟悉了托育工作的各个环节。

【问题与挑战】

在实践中，她遇到了不少挑战，例如，如何有效安抚哭闹的婴儿，如何引导幼儿参与集体活动而不感到焦虑等。具体包括以下几点。

（1）情绪管理：小李发现，在面对情绪不稳定的婴幼儿时，自己往往缺乏有效的安抚技巧，导致婴幼儿哭闹不止。

（2）活动设计：在设计早期教育活动时，小李有时会忽略婴幼儿的个体差异，导致活动参与度不高。

（3）团队协作：在团队中，小李起初难以快速融入，与同事的沟通协作存在障碍。

【结果】

面对这些挑战，小李没有退缩。她首先反思与总结，寻找解决问题的策略；然后利用业余时间查阅相关文献，观察、记录、分析优秀教师的示范行为，从中总结凝练要点；最后通过模拟教学场景进行自我练习，增强自己设计教学活动的能力。如果遇到自己解决不了的问题，她就会积极寻求同学及指导教师的帮助，多方汲取经验不断提升自己。

经过一段时间的努力，小李的专业技能得到了显著提升。她学会了如何根据婴幼儿的情绪变化灵活调整安抚策略，成功安抚了多位情绪不稳定的婴幼儿；她设计的活动更加贴近婴幼儿的兴趣和需求，有效提高了婴幼儿参与度；同时，她和同事不断地交流，也逐渐融入了团队，与同事建立了良好的合作关系。

【反思与总结】

小李深刻认识到，多元化实习方法的应用对于提升自身专业技能至关重要。通过实践操作，她能够将理论知识转化为实际技能。而通过深度反思与总结，她能够不断发现自身不足，寻找改进策略，实现自我超越。

第三节 专业实习的核心原则

为了确保实习过程的高效、有序与富有成效，学生应了解并遵循实习期间的各项要求。本节特此强调以下几点核心原则，旨在为学生提供一个明确的指导框架，助力他们在实践中成长，为未来职业生涯奠定坚实基础。

一、遵守实习纪律

学生在实习期间的行为举止，不仅深刻影响着个人的职业成长轨迹，也直接关联到实习单位的工作氛围、服务质量乃至整体形象。为了确保实习工作的顺利进行，学生必须严格遵守实习单位的各项规章制度和实习纪律。这包括但不限于遵循既定的作息时间，确保准时到岗、按时下班，以维护实习单位正常的工作节奏；严格遵守工作流程，从婴幼儿的日常照护到活动策划，每一步都按照标准操作，确保服务质量；签署并遵守保密协议，保护婴幼儿及其家庭的隐私信息，维护他们的合法权益；践行职业道德规范，以高度的责任心和爱心对待每一位婴幼儿，展现专业人员的良好风貌。遵守实习纪律，不仅是对实习单位正常工作秩序的维护，也是对婴幼儿及其家庭负责任的体现。

与此同时，学生还应积极融入团队，与指导教师、同事建立起基于尊重与信任的合作关系；虚心求教，勇于接受批评与建议，将每一次的交流与反馈视为自我提升的宝贵机会。在实习纪律的约束下，学生能学会如何在团队中发挥自己的长处，同时也能学会如何倾听与包容，共同为婴幼儿营造一个温馨、和谐、充满爱的成长环境。学生应时刻保持谦逊谨慎的态度，认真倾听并尊重指导教师和其他工作人员的意见和建议。通过积极的沟通与协作，更快地融入团队，共同解决工作中遇到的问题，推动实习工作的顺利进行。

总之，学生在婴幼儿托育服务与管理专业的专业实习过程中，应将遵守实习纪律视为职责，用实际行动书写对这份职业的热爱与承诺。通过规范的实习，学生不仅能够提升自己的专业技能和职业素养，也能够深刻体会到婴幼儿托育工作的重要性和价值，为未来的职业生涯奠定坚实的基础。

二、积极参与实习活动

学生应当秉持积极主动的态度，全方位、深层次地参与到各项实习活动中。无论是日常的婴幼儿照护工作，如膳食照护、身体清洁、睡眠照护等，还是更为复杂的早期教育活动设计与实施，如根据婴幼儿的年龄特点和兴趣制订个性化的教学计划，以及组织丰富多彩的亲子活动，学生都应全力以赴，展现出高度的职业素养和敬业精神。

此外，学生还须在家长沟通与家园共育工作中发挥积极作用。应主动与家长建立联系，定期向家长反馈婴幼儿的成长情况，听取家长的意见和建议，共同为婴幼儿的健康成长出谋划策。在这一过程中，学生应展现出良好的沟通能力和服务意识，以赢得家长的信任和认可。

为了更好地完成实习任务，学生还须积极融入团队，与同事建立良好的合作关系。他们应尊重每一位同事，虚心向有经验的同事请教，共同面对挑战，分享成功经验。在团队合作中，学生应发挥自己的长处，为团队贡献自己的力量，同时也应勇于承担责任，不断增强自己的团队协作能力和领导能力。

与此同时，学生还应努力与婴幼儿建立良好的互动关系。应耐心了解婴幼儿的需求，细心观察婴幼儿的行为和情绪变化，温柔引导婴幼儿探索世界，激发婴幼儿的学习兴趣和探索欲望。在这一过程中，学生应始终保持着对婴幼儿的关爱和尊重，为他们营造一个充满爱与尊重、和谐与快乐的成长氛围。这样的实习体验不仅可以促进学生在专业技能与职业素养上取得进步，也能为他们日后职业生涯的稳步发展铺设牢固的基石。

三、持续学习与自我提升

托育服务是一个新兴行业，既充满挑战又蕴含无限机遇，它要求早期教育从业人员具备相应的专业知识和技能。因此，学生在实习过程中应始终保持对学习的热情，不断汲取新知识、新技能，以适应这一领域的快速发展和变化。

在专业知识的学习上，学生应持续深入学习婴幼儿心理学、早期教育学、营养学、婴幼儿卫生与保健等方面的知识。这些知识不仅有助于学生更好地理解婴幼儿的行为和心理特点，还能为其提供科学合理的照护和早期教育方法。同时，学生还应关注婴幼儿早期教育活动的创新设计与实施技巧，不断探索新的早期教育方式和手段，以激发婴幼儿的学习兴趣和探索欲望。

除了学习专业知识外，学生还应积极寻求来自各方面的反馈和建议。应主动向指导教师请教，虚心接受同事的帮助，认真倾听婴幼儿家长的意见和建议。通过自我反思与总结，学生可以及时发现自己的不足和错误，持续改进自己的表现，提升专业技能和服务水平。这种开放的心态和持续的学习精神是学生在实习过程中不断进步的源泉。

此外，学生还应注重个人发展与职业规划。应明确自己的职业目标，结合实习经历，制订切实可行的成长计划，包括提升自己的专业技能、增强团队协作能力、培养创新思维等。通过制订并执行成长计划，学生可以更加有序地规划自己的职业生涯，为未来在婴幼儿托育服务与管理领域的长远发展奠定坚实的基础。

总之，持续学习与自我提升是学生在实习过程中的重要任务。只有不断追求进步和成长，学生才能在这个充满挑战与机遇的专业中脱颖而出，成为优秀的婴幼儿托育人才。

案例

在实习中提升自我

【案例背景】

小孙被分配至一家享有盛誉的婴幼儿托育中心进行为期三个月的实习。该中心以其专业的服务水平、严格的卫生标准和先进的早期教育理念著称，对学生有着极高的要求。

【案例描述】

自实习第一天起，小孙便展现出了高度的自律性和责任心。他严格遵守该中心的各项规章制度，包括保密协议、卫生安全规范及儿童权益保护原则等。在日常工作中，小孙不仅迅速掌握了基本的婴幼儿护理技巧，如喂食、换尿布、安抚婴幼儿等，还积极参与中心的各类活动，如亲子互动游戏、早期教育课程等，以增进与婴幼儿及其家庭的沟通与合作。

【问题与挑战】

在实习过程中，小孙也遇到了不少挑战。有一次，2 名婴幼儿因争抢玩具发生矛盾，产生了激烈的争吵，导致其他婴幼儿也受到影响，场面一度失控。面对这一突发状况，小孙初次显得有些手足无措。此外，如何在保证婴幼儿安全的前提下，开展富有创意和早期教育意义的社会性交往活动，也是他面临的一大难题。

【结果】

小孙首先迅速调整心态，主动向经验丰富的同事请教。同事耐心地指导他如何安抚婴幼儿情绪，引导他们学会分享。同时，对于如何开展安全且富有早期教育意义的社会性交往活动，同事也给出了宝贵的建议，鼓励小孙通过游戏的方式，让幼儿在角色扮演中体验不同的社会角色和人际关系。例如，“我是小司机”“医院游戏”等，可以让他们了解交通规则、医疗知识等，同时培养他们的责任感和换位思考的能力。

【反思与总结】

小孙通过严格遵守纪律、积极参与活动，在实践中不断学习和提升。他学会了如何在面对挑战时保持冷静和耐心，如何运用所学知识解决实际问题，这些都将是他职业生涯中的宝贵财富。小孙的故事启示我们，实习不仅是学习技能的过程，也是培养职业素养、锻炼解决问题能力、建立自信心的过程。只有那些勇于接受挑战、不断追求卓越的学生，才能在未来的职业生涯中脱颖而出，成为优秀的托育工作者。

第八章

专业实习的组织与指导

案例

教师指导的重要性

【案例背景】

张老师是一名负责婴幼儿托育服务与管理专业实习指导的教师。她的学生小刘在实习过程中遇到了一些挑战，特别是在与家长沟通和婴幼儿早期教育活动设计方面。

【问题与挑战】

张老师通过观察小刘的实习表现和定期与小刘交流，发现小刘在与家长沟通时缺乏自信，早期教育活动设计也显得不够创新。

【结果】

张老师决定采取一系列措施来指导小刘。首先，她对小刘进行了一对一的辅导，帮助小刘分析沟通障碍产生的原因，并教了小刘一些沟通技巧。其次，张老师组织了一次早期教育活动设计工作坊，让小刘和其他学生一起探讨和练习设计有创意的早期教育活动。在张老师的指导下，小刘开始尝试新的沟通方法，并在早期教育活动设计上进行了多次实践。张老师还鼓励小刘记录每次尝试的结果，以便后续的反思和改进。经过几周的指导和实践，小刘的沟通能力显著增强，她设计的早期教育活动也得到了同事和家长的认可。

【反思与总结】

在这个案例中，张老师扮演了导师和支持者的角色，她不仅发现了小刘的问题，还提供了具体的解决方案和资源。通过张老师的指导，小刘不仅提高了专业技能，还增强了自信心，学会了如何在实践中学习和成长。张老师通过这个案例意识到，教师的及时反馈和个性化指导对学生的成长至关重要。她也认识到，作为指导教师，需要不断更新自己的知识和教学方法，以更好地适应学生的需求。这个案例展示了教师在实习过程中的重要作用，特别是在帮助学生克服困难、提升技能和提高职业素养方面。教师的指导不仅限于理论知识的传授，更包括实践技能的培养和情感支持。通过这样的案例，我们可以看到，有效的教师指导是学生成功完成实习的关键因素之一。

第一节 专业实习的组织

专业实习是早期教育过程中一个至关重要的环节，它为学生提供了将理论知识应用于实践的机会，有助于学生更好地理解和掌握专业知识，增强实际操作能力。专业实习的组织涉及多个方面，包括实习计划的制订、实习资源的配置及实习管理的实施。

一、实习计划的制订

（一）明确实习目标

实习是学生从校园走向职场的重要桥梁，它不仅能够帮助学生将理论知识与实际工作相结合，还能让其提前适应未来的工作环境。因此，明确实习目标是专业实习过程中的首要任务，这些目标应该与学生的专业培养目标紧密相连，以确保实习经历能够对学生的职业发展产生积极影响。

在婴幼儿托育服务与管理专业中，实习目标应围绕提升学生的专业技能、实践能力和职业素养展开。学生需要在实习期间熟练掌握婴幼儿生活照料技能，例如，掌握不同月龄婴幼儿的喂养、哄睡技巧，掌握常见疾病的预防和护理方法；深入理解并运用先进早期教育理念设计早期教育活动，如将蒙台梭利的感官教育融入日常教学；熟悉托育机构运营管理流程，包括人员管理、卫生安全管理等。这些技能的掌握程度可以通过实际操作考核、家长和同事评价、实习单位业务评估等方式来衡量。

在实践能力方面，学生要能在面对婴幼儿突发状况，如情绪失控、身体不适时，迅速做出正确反应并妥善处理；具备良好的团队协作能力，能与同事共同完成托育任务，策划并执行亲子活动等。职业素养的提升包括遵守职业道德规范，保护婴幼儿隐私，具备良好的沟通能力，与家长有效沟通，及时反馈婴幼儿在园情况，解答家长疑问等。

总之，明确实习目标是确保专业实习效果的关键。通过设定具体、可衡量的目标，学生可以在实习结束后对自己的表现进行客观评估，从而更好地规划自己的职业道路。同时，这些目标也有助于实习单位对学生的实习表现进行评价，确保实习经历对学生和托育机构双方都有价值。

（二）安排实习内容

学校与托育机构应该从学生的专业背景和实习目标出发，安排具体的实习工作任务。这些任务应当与学生未来职业发展相关联，让学生在实践中学习和应用专业知识。工作任务应当具有实际意义，让学生参与到托育机构的日常运营中，参与项目会议、撰写报告、进行市场调研等，以丰富学生的实际操作经验。

1. 技能操作的实践

实习内容应包含对专业技能操作的实践，让学生有机会亲手操作专业设备或软件，从而加深对专业技能的理解和掌握。技能操作的实践可以从基础技能开始，逐步过渡到更高级的技能应用，让学生在实践中逐步提升自己的技术水平。学生要熟练掌握婴幼儿生活照料技能，如掌握不同月龄婴幼儿的科学喂养方式（包括母乳喂养的正确姿势、奶粉冲泡的比例和方法），运用襁褓包裹、白噪声等科学哄睡技巧，熟练进行婴幼儿的盥洗、排泄照料；要掌握常见疾病的预防和护理技能，如通过观察婴幼儿的精神状态、体温、大小便等判断其健康状况，掌握对感冒、发烧、腹泻等常见疾病患者的护理方法；还要熟练操作婴幼儿智能健康监测设备，如智能体温计、智能手环等，实时监测婴幼儿的健康数据。

2. 案例分析的学习

实习内容还应包括对行业内成功或失败案例的分析，让学生学会从实际案例中吸取经验教训。案例分析可以是跨学科的，鼓励学生运用多学科知识来综合分析问题，增强他们的综合思维能力。例如，分析成功解决婴幼儿分离焦虑的案例，学习相应的方法和策略；分析因卫生管理不当导致婴幼儿集体感染的案例，总结经验教训。案例分析有助于培养学生分析问题和解决问题的能力，让学生学会运用专业知识制定解决方案。

3. 层次性的实习内容设计

实习内容应具有层次性，从基础任务开始，逐步增加难度，让学生在完成每个阶段的任务后都能有所成长和提升。例如，学生在实习初期参与基础任务，如协助教师进行教室环境布置、准备教学材料、观察记录婴幼儿的日常行为；在实习中期参与早期教育活动组织，如设计并执行简单的亲子游戏、音乐启蒙活动；在实习后期独立负责小型项目，如策划并组织一次主题活动、参与托育机构的日常管理工作。

4. 反馈与调整

在实习过程中，学校指导教师和实习单位指导教师应定期对学生的工作进行评估和反馈，根据学生的表现和学习进度适时调整实习内容。例如，发现学生在早期教育活动设计方面存在不足，可增加相关的培训和实践任务；发现学生在生活照料方面表现出色，可安排更具挑战性的任务，如负责照顾有特殊需求的婴幼儿。

通过上述细致的实习内容安排，学生不仅能够获得宝贵的实践经验，还能够在实习过程中逐步提升自己的专业技能、实践能力和职业素养，为未来的职业生涯打下坚实的基础。

（三）规划实习时间

实习时间的规划应充分考虑学生的学习进度和实习单位的实际需求，制定详细的实习时间表，包括实习开始和结束的时间、每周或每月的实习天数等。学校要避开学生的专业核心课程安排和考试时间，选择在托育机构招生旺季或活动高峰期安排实习，让学生有更多机会参与实际工作。在托育机构招生旺季，学生可以参与到招生宣传活动中，运用所学的沟通技巧和专业知识，向家长介绍托育服务的优势和特色，了解市场需求。在活动高峰期，如托育机构举办亲子运动会、节日庆祝活动等时，学生可以协助策划和组织活动。

1. 学习进度的考量

实习时间的规划首先需要考虑学生的学习进度，确保实习不会与学生的课程学习和其他学校活动发生冲突。学校可以根据学生的课程安排和考试时间来灵活调整实习的开始和结束时间，以确保学生能够在保证学业的前提下参与实习。在规划实习时间时，要提前梳理本学期专业课程的教学大纲，明确 0~3 岁婴幼儿保育与教育、婴幼儿回应性照料等课程的关键知识点讲授时间和考核节点。例如，如果 0~3 岁婴幼儿保育与教育课程在学期中间会进行一次阶段性考核，那么实习开始时间应安排在考核之后，让学生有足够的时间复习备考，同时又能及时将所学知识投入实践。对于每周或每月的实习天数，也需根据课程密度进行调整。若本周婴幼儿回应性照料课程安排了较多的实践演练和案例分析，学校可适当减少实习天数，避免学生学习负担过重；若课程内容相对轻松，学校则可增加实习天数，让学生有更多时间在托育机构积累经验。

2. 实习单位需求的匹配

实习时间的规划也需要与实习单位的实际需求相匹配，了解托育机构的业务高峰期和项目周期，以便学生能够在最需要人手的时候参与工作。例如，在托育机构举办亲子活动、招生宣传活动期间安排学生实习可以有效增强学生的实践能力。此外，学校应与实习单位沟通，了解他们的期望和要求，确保实习时间的安排能够满足双方的需求。

3. 详细的实习时间表

学校要制定一个详细的实习时间表，明确实习的开始和结束时间，以及实习期间的各项工作安排。实习时间表应包括每周或每月的实习天数、每天的工作时间，以及可能的加班或特殊工作安排等。实习时间表应具有一定的灵活性，以应对突发情况，如学生的健康问题、家庭紧急情况或实习单位的临时变动。在实习开始前，学校应与学生和实习单位明确沟通，确保双方都了解实习时间表的灵活性和可能的调整。

4. 实习阶段的划分

实习期应划分为不同的阶段，且每个阶段都有明确的目标和任务，以便学生逐步适应工作环境，逐步提升专业技能。例如，学生在实习初期参与基础培训，熟悉托育机构的环境和工作流程；在实习中期参与早期教育活动组织和生活照料工作，提升专业技能；在实习末期进行项目总结和个人反思，撰写实习报告。

5. 评估与反馈时间的预留

实习时间表中要预留出评估和反馈的时间，让学生和实习单位有机会定期回顾实习进展，提供反馈，及时调整实习计划。这些评估和反馈可以帮助学生了解自己的表现，明确改进的方向。

通过上述细致的实习时间规划，学生可以在保证学业的同时，充分利用实习机会增强自己的实践能力，而实习单位也能获得稳定和高质量的实习生资源。这样的规划有助于实现学生和实习单位之间的双赢。

二、实习资源的配置

（一）实习单位的选择与建设

选择合适的实习单位是专业实习成功的关键。实习单位应具备先进的托育理念、良好的工作环境，能提供丰富的实操机会。学校在确定实习单位前须进行实地考察评估，确定满足实习条件后，应与实习单位签订合作协议，明确双方的权利、义务及管理责任，建立长期合作关系，共同制订实习计划，提升实习质量。

学校在选择实习单位时应注意以下几个方面。

1. 行业理念

先进的托育理念体现在多个方面。实习单位应深入贯彻基于脑科学研究的婴幼儿早期发展理论，例如，根据婴幼儿大脑发育关键期，设计相应的感官刺激活动，促进婴幼儿认知、语言和运动能力的发展；在早期教育实践中，积极应用以游戏为基础的学习方法，如运用角色扮演游戏，帮助幼儿理解社会规则和情感表达。

对于婴幼儿的个性化发展，实习单位要依据个体差异制订婴幼儿专属的成长计划。通过定期的婴幼儿发展评估，如使用丹佛发育筛查测验（DDST），精准把握每名婴幼儿的发展进度，为其提供个性化的早期教育活动和生活照料。例如，对于运动发展稍慢的婴幼儿，设计专门的感统训练活动，借助平衡木、触觉球等器材，加强其身体协调性和平衡能力。

在营养与健康管理方面，实习单位须遵循最新的婴幼儿营养指南，根据不同月龄婴幼儿的营养需求，制定科学合理的食谱。对于有食物过敏等特殊情况的婴幼儿，提供个性化的饮食方案，并密切关注其身体反应。同时，注重培养婴幼儿良好的饮食习惯，如定时进餐、自主进食等。

在安全管理理念上，实习单位要建立完善的安全风险防控体系。从场地设施的安全检查，如定期检查玩具的安全性、活动场地的防滑措施，到人员管理中的背景审查和安全培训，确保每一个环节都符合严格的安全标准。对于可能出现的婴幼儿意外情况，制定详细的应急预案，并定期进行演练，确保员工能够迅速、有效地应对。

2. 工作环境

良好的工作环境对婴幼儿托育服务与管理专业实习单位至关重要。安全是首要考量。托育机构要设置防护栏、使用安全插座、铺防滑地垫。须建立严格的卫生消毒制度，定时通风换气。布局要契合婴幼儿需求，划分游戏区、学习区、休息区，配备丰富的玩教具、图书及舒适床铺。还应配备先进的健康监测与早期教育设备，如智能体温计、具有增强现实（AR）功能的早教设备等。同时，注重色彩搭配与装饰，用柔和色彩、可爱卡通与早期教育图片营造温馨且具早期教育意义的环境。

3. 实操机会

实习单位应提供丰富的实操机会，让学生能够将理论知识应用于实际工作，通过实践学习提升专业技能。学校要重点考察其在婴幼儿照护方面的专业性。实习单位应遵循最新的婴幼儿发展理论和实践指南，如采用个性化的活动方式满足不同婴幼儿的发展需求；具备良好的卫生安全管理体系，严格执行消毒制度，确保婴幼儿的健康。工作环境应安全、舒适，配备适合婴幼儿的玩教具和生活设施。

4. 实地考察与评估

学校在确定实习单位前，应进行实地考察评估，以确保实习单位满足实习条件。考察内容包括托育机构的设施设备是否齐全，如是否配备先进的婴幼儿健康监测设备、丰富的感统训练器材；管理是否规范，包括人员管理、安全管理、卫生管理等的制度是否完善；员工素质是否达标，教师是否具备专业资质和丰富经验；过往学生的反馈，如实习单位对学生的指导和支持情况如何。

5. 合作协议的签订

学校一旦确定实习单位满足条件，就应与实习单位签订合作协议，明确双方的权利、义务及管理责任。合作协议应详细规定实习内容、时间安排、学生和单位的职责等。学校与实习单位应建立长期的合作关系，共同制订实习计划，确保实习内容与学校的教学目标和单位的实际需求相匹配。实习计划应包括具体的实习目标、实习任务、评估标准和反馈机制。通过持续的沟通和合作，学校和实习单位可以不断优化实习计划，提升实习质量。

通过上述措施，学校能够确保学生在实习期间获得高质量的实习体验，同时也帮助实习单位提升其人才培养和业务发展的水平，实现双方的共赢。

（二）实习师资的配备

实习师资应包括校内指导教师和实习单位指导教师。校内指导教师应具有丰富的实践经验和专业知识，能够为学生提供有效的指导。实习单位指导教师应具备丰富的行业经验和操作技能，能够为学生提供实践指导和职业发展建议。

1. 校内指导教师的角色与要求

校内指导教师是学生实习过程中的重要支持者。校内指导教师要深入了解婴幼儿托育服务与管理专业的理论知识和实践技能，熟悉行业最新动态和发展趋势。能够运用专业知识指导学生解决实习中遇到的问题，例如，在活动设计中，指导学生运用先进早期教育理念，结合婴幼儿的身心发展特点设计活动方案；在生活照料方面，指导学生掌握科学的喂养、护理技巧。还应具备良好的沟通和指导技巧，能够及时回应学生在实习过程中的疑问和需求，提供个性化的指导和支持。

2. 实习单位指导教师的角色与要求

实习单位指导教师是学生在实习单位的直接指导者，他们应具备丰富的行业经验和实际操作技能，熟悉托育机构的运营管理和日常工作流程。能够为学生提供实践指导，如在实际工作中，指导学生如何与家长沟通、如何处理婴幼儿的突发状况；能够提供职业发展建议，帮助学生了解行业发展前景，规划未来的职业道路。

3. 师资配比的合理性

师资配比须契合专业实操特性。鉴于实习任务繁杂，如婴幼儿生活照料、早期教育活动组织等，应依据学生数量与任务难度合理分配师资，以每10~15名学生配备1名专业指导教师为宜，确保学生在处理如婴幼儿突发疾病护理、复杂早期教育方案实施等问题时，能及时得到准确指导。例如，在学生进行婴幼儿睡眠习惯培养实践时，指导教师可现场观察，随时纠正学生操作误区，避免因指导不及时影响实习成效与婴幼儿照护质量。

4. 师资培训与发展

学校和实习单位应为托育实习指导教师定期开展专属培训。安排教师参加婴幼儿早期发展前沿理论研讨会，学习最新脑科学研究在托育中的应用。组织教学方法培训，如运用游戏化教学激发婴幼儿学习兴趣的方法。开展实操技能工作坊，如学习新型婴幼儿抚触手法、先进健康监测设备使用方法。鼓励教师参与行业会议，与同行交流，将新理念、新方法融入指导，持续提升专业素养，为学生提供与时俱进的实习引导。

5. 沟通与协作机制

学校与实习单位指导教师间须构建高效沟通网。每周进行线上例会，交流学生实习表现，如校内指导教师反馈学生在婴幼儿回应性照料理论应用上的困惑，实习单位指导教师分享学生在实际回应婴幼儿需求时的问题，双方据此共同调整实习计划。每月开展联合实地考察，同步对学生的观察，优化指导策略，确保学生在托育实践中，从理论认知到实操技能都能稳步提升，保障实习效果。

6. 评估与反馈

实习指导教师对学生的评估反馈要紧密围绕专业需求。除考核学生婴幼儿护理技能、活动设计能力外，还须重点关注职业素养，如对婴幼儿的耐心、爱心，团队协作精神。以学生组织亲子活动为例，实习指导教师应评估其活动流程设计、与家长沟通及现场应变能力；反馈时，详细指出优点与不足，如“活动环节有趣，但对个别婴幼儿情绪关注不够，下次可提前观察并准备应对策略”，助力学生提升专业素养。

7. 激励与认可

为激发实习指导教师积极性，学校和实习单位要给予充分激励。例如，对在实习指导中表现优异，如学生实践成果突出、获得家长高度认可的教师，进行公开表彰，颁发“优秀托育实习指导教师”荣誉证书；给予奖励，或在职称晋升、评优评先中优先考虑。让教师因专业付出获得回报，持续为学生提供高质量实习指导，推动整体实习质量提升。

通过上述措施，学校和实习单位既可以确保实习师资的配备能够满足学生实习的需要，又能够促进指导教师的专业发展，提高整体的实习质量。

（三）实习材料的准备

根据实习内容，学校应为预备实习的学生准备实习指导手册，让学生了解实习单位的基本情况、环境布置和管理情况，以及实习任务与要求，帮助学生了解实习内容和预期目标。学校要做好学生的安全和纪律教育及日常管理。实习单位要做好学生的安全生产和职业道德教育。实习前，学校应当为学生购买实习责任险或人身意外伤害险，以保障学生的权益。学生参加跟岗实习、顶岗实习前，学校、实习单位、学生三方应签订实习协议，明确各方的责任、权利和义务。未满 18 周岁的学生参加跟岗实习、顶岗实习，应取得学生监护人签字的知情同意书。学校应通知学生准备好实习单位所需的各种材料，如健康证等。实习结束，学校应将所有实习材料（包括实习协议、实习计划、学生实习报告、学生实习考核结果、实习日志、实习检查记录等）归档。

三、实习管理的实施

（一）实习前的动员与培训

在正式开展实习活动之前，对学生进行系统的实习前培训是至关重要的。这一过程旨在全面增强学生的综合能力，特别是专业技能和安全意识。

1. 组织动员大会

在实习开始前，学校应组织动员大会，向学生介绍实习的目的、内容、要求和注意事项，强调实习在专业培养中的重要地位，提高学生的重视程度。特别要强调在托育机构中，学生的一言一行都关系婴幼儿的健康成长，学生要树立高度的责任感。

2. 开展实习前培训

学校应安排实验室或模拟环境的实践操作，让学生在教师的指导下进行实际操作，如模拟婴幼儿喂养、护理、早期教育活动组织等场景，加深对专业知识的理解和应用。定期组织集中学习，让学生了解与实习岗位相关的安全法规和行业标准，如婴幼儿托育机构的卫生安全标准、消防安全规定等，确保他们在实习期间能够遵守规定，避免违法违规行为。提升学生的专业技能，如学习先进的早期教育理念和方法，掌握最新的婴幼儿护理技术。加强学生的安全意识培训，包括婴幼儿的安全防护、应急处理等。

3. 岗位培训考核

学校要针对婴幼儿托育服务与管理专业的特点进行岗位培训考核：考核学生对专业知识和技能的掌握程度，如婴幼儿心理学、教育学知识，生活照料和早期教育活动组织技能；考核学生的沟通能力和团队协作能力。以上考核内容在托育工作中至关重要。

4. 心理准备与适应性训练

学校可邀请有经验的学长、学姐开展讲座和沙龙，结合自身经历，详细讲解实习时面对不同月龄段婴幼儿照料的重点和难点，分享与家长沟通的经验，如应对家长对托育服务的质疑的方法，还可讲述在处理婴幼儿突发疾病或情绪问题时的心态调整方法，让学生提前知晓实习中可能出现的状况，明白在托育工作中，耐心、细心和责任心是职业操守的重要体现，帮助他们克服对实习的恐惧，树立正确的职业道德观，以积极心态迎接实习挑战。

（二）实习过程中的监督与协调

1. 设立实习管理与监督机构

学校应成立由学校、实习单位和学生家长组成的“家校企合作”型组织管理与监督机构，对实习过程进行管理与监督。定期对实习单位进行巡视，了解实习进展和存在的问题，重点关注学生在实习单位的工作表现，如是否能够正确运用专业知识进行生活照料和早期教育活动组织，是否遵守卫生安全规定。

2. 指定实习指导教师

学校和实习单位应分别选派经验丰富、综合素质好、责任心强、安全防范意识强的实习指导教师和专门人员全程指导、共同管理学生实习。校内指导教师要定期与学生沟通，了解学生的实习情况，及时解决学生在专业知识和技能方面的问题；实习单位指导教师要在实际工作中给予学生指导，例如，如何与家长沟通，如何处理工作中的突发状况。

3. 建立学生实习信息通报制度

学校应保障学生在实习过程中的安全，确保其职业发展得到有效监督和指导。定期收集和分析学生在实习单位的表现和反馈，及时了解学生的工作状态和遇到的挑战。在此基础上，学校可以有针对性地加强安全生产、职业道德和职业精神等方面的教育，以确保学生在实习期间能够遵守行业规范，展现出良好的职业行为。特别要关注学生在与婴幼儿和家长互动中的表现，及时给予指导和反馈。

4. 规范日常实习指导

实习指导教师和实习单位指定的专人应负责学生实习期间的业务指导和日常巡视工作，定期检查并向学校和实习单位报告学生实习情况，及时处理实习中出现的有关问题，并做好记录。重点记录学生在专业技能应用、职业素养表现等方面的情况，为实习考核和评价提供依据。

5. 加强与实习单位交流

学校教学科研处作为教学对口部门，负责监督全校顶岗实习管理工作并检查工作的开展情况，应加强与实习单位的沟通协调，及时解决实习过程中出现的问题。

（三）实习结束后的总结与反馈

1. 召开实习工作总结会

召开实习工作总结会是实习教育过程中的一个重要环节，它不仅为学生提供了一个展示和分享自己实习经历的平台，也为学校和实习单位提供了一个深入了解实习效果和提出改进建议的机会。在婴幼儿托育服务与管理专业的实习总结会上，学生将被鼓励分享他们在实习期间涉及专业实践的亲身体验和所获得的宝贵经验。例如，分享如何针对不同月龄婴幼儿的特点，设计并实施个性化的生活照料方案，如为早产儿设计特殊的喂养计划；分享在组织亲子音乐活动时，如何运用音乐早期教育理论激发婴幼儿的节奏感和音乐感知能力；分享在处理婴幼儿突发疾病或意外时的应急处理经验。

在分析和评估实习质量时，会议将重点讨论实习项目的目标是否已经达成、学生在专业技能方面是否有所提升。例如，学生是否熟练掌握了婴幼儿抚触、被动操等专业护理技能；是否能够根据婴幼儿的发展阶段，准确运用蒙台梭利、瑞吉欧等早期教育理念设计活动；是否能够有效管理托育机构的卫生消毒流程，确保婴幼儿的健康安全。同时，评估实习单位是否提供了足够的支持和指导，如是否安排经验丰富的导师指导学生进行婴幼儿行为观察与分析，是否提供先进的婴幼儿活动材料和资源供学生实践操作。通过这种分析，学校可以识别出实习项目中的优势和不足，为未来的实习安排提供参考。

总结实习工作中存在的问题是会议的关键部分，这包括学生在实习过程中遇到的困难、实习单位的管理问题，以及学校在协调和支持方面的不足。例如，学生可能在与家长沟通时，因缺乏专业沟通技巧，难以准确传达婴幼儿的发展情况；实习单位可能在实习生培训体系上存在漏洞，导致学生实践技能提升缓慢；学校可能在实习前的专业技能培训中，对某些新兴的婴幼儿护理技术或早期教育方法覆盖不足。针对这些问题，会议将探讨并提出具体的解决措施。例如，在实习前加强沟通技巧培训，模拟与家长沟通的场景进行实战演练；加强与实习单位的沟通，督促其完善实习生培训计划；或者调整实习任务的分配，让学生有更多机会参与到核心业务中，提升专业能力。

此外，会议还将总结学生在实习中的经验体会，这些体会可能涉及个人成长、团队合作、时间管理等多个方面。在个人成长方面，学生可以分享在从理论到实践的转变过程中，如何将专业知识灵活运用到实际工作中；在团队合作方面，分享在托育机构中，与同事共同养育婴幼儿时，如何协同工作，提高工作效率；在时间管理方面，讲述如何在繁忙的托育工作中，合理安排时间，确保各项任务按时完成。这些经验对于学生的职业发展具有重要意义，也是学校在设计未来实习项目时需要考虑的因素。

实习单位的评价也是总结会议的重要内容。学生将分享他们对实习单位环境、文化、管理及提供的指导和支持的看法。例如，评价实习单位的空间布局是否符合婴幼儿的活动需求，是否有充足的安全防护设施；评价文化氛围是否注重婴幼儿的个性化发展和员工的专业成长；评价人员调配是否合理，工作流程是否高效；评价导师是否能够及时解答学生的专业问题，是否提供了足够的实践机会和反馈指导。这些评价对于实习单位来说是一种反馈，可以帮助其改进实习项目，提高学生的满意度。

最后，会议将讨论并提出对未来工作的建议。这些建议可能包括改进实习前的准备，如增加对最新婴幼儿营养喂养指南、早期教育方法应用等方面的培训；增强实习期间的监督和支持，如学校和实习单位定期联合检查学生的实习进展，及时解决问题；增加实习后的跟进服务，如建立实习校友交流群，分享行业动态和职业发展经验。这些建议将被整理成书面材料，以供学校和实习单位参考，确保实习项目能够不断改进，更好地服务于学生的职业发展需求。

学校应安排相关人员将这些讨论和建议记录下来，为未来的实习项目提供指导和参考。这些材料将成为学校和实习单位之间沟通的桥梁，帮助双方更好地合作，共同提高实习质量。

2. 收集实习记录与报告

收集实习记录与报告是确保实习教育质量的关键步骤，它有助于跟踪学生在实习期间的学习进展和实践经验。学生要认真做好实习记录，这不仅是对自己实习经历的反思和总结，也是对所学知识与技能应用的记录。实习记录的详细程度和质量将直接影响学生对实习经验的理解和吸收，因此，学生须以认真负责的态度对待这项工作。

在婴幼儿托育服务与管理专业中，实习记录应详细记录学生在实习期间的观察和体会，包括对实习环境的描述，如托育机构的室内外环境是否符合婴幼儿的身心发展特点，是否有丰富的感官刺激材料；与同事和指导老师的互动，如在团队讨论时就如何处理婴幼儿分离焦虑问题的交流情况；对实习任务的理解和感受，如在参与设计婴幼儿认知发展活动时的思考和感悟；等等。这些记录可以帮助学生更好地理解实习单位的运作模式，以及自己在实习中的角色和职责。

教学活动组织是实习记录中的另一个重要部分，学生须记录自己在组织教学活动时的计划、实施过程及反思，包括课程准备，如根据婴幼儿的年龄和发展水平，选择合适的教学内容和教具；教学方法的选择，如采用游戏教学法、情境教学法等激发婴幼儿的学习兴趣；对教学效果的评估，分析教学活动是否达到了预期的活动目标，如婴幼儿在认知、语言、社交等方面是否有明显的进步；等等。通过这些记录，学生可以反思自己的教学策略，学习如何根据婴幼儿的需要和反应调整教学计划。

个案分析是实习记录中的另一个关键要素。学生须选择一些具有代表性的个案进行深入分析，包括在实习期间遇到的挑战，如处理一名具有特殊需求的婴幼儿的早期教育问题；成功案例，如通过实施个性化早期教育方案，帮助一名语言发展迟缓的婴幼儿取得显著进步；特别有启发性的事件，如在一次户外活动中，意外发现了一种新的引导婴幼儿探索自然的方法。通过对这些个案的分析，学生可以学习如何识别和解决问题，以及如何从经验中吸取教训。

指导教师在这一过程中扮演着至关重要的角色，他们必须及时查看学生的实习记录，并提供反馈和指导。指导教师的反馈可以帮助学生识别记录中的不足，如对婴幼儿行为观察不够细致、教学方法应用不够灵活等；提供改进建议，例如，如何更准确地运用专业术语描述婴幼儿的行为，如何根据不同情况调整教学方法。此外，教师的指导也可以帮助学生理解实习中遇到的问题，并提供解决问题的策略，如处理婴幼儿之间冲突的方法。

通过收集和分析实习记录与报告，学校可以评估学生的实习表现，了解实习单位的教学质量和学生对实习内容的掌握程度。这些信息对于学校改进实习项目、提高教育质量具有重要意义。同时，这些记录也为学生提供了宝贵的学习资源，帮助他们在未来的职业发展中更好地应用所学知识和技能。

3. 建立完善的实习反馈机制

首先，反馈机制鼓励学生主动参与到实习评价中。学生作为实习的直接参与者，对实习内容、工作环境、任务难度及个人成长等方面有着最直观的感受。通过问卷调查、个别访谈等方式，学生可以分享他们的实习体验，包括实习任务的完成情况，如是否能够独立完成婴幼儿一日生活照料流程；遇到的挑战，如在组织集体活动时，如何应对婴幼儿的注意力分散问题；学习到的技能，如新的婴幼儿回应性照护或早期活动设计方法；对实习单位的满意度，如对实习单位的师资培训体系、工作氛围的满意度；等等。这些反馈信息对于学校来说是宝贵的资源，可以帮助学校了解学生的实习状态，及时调整教学计划和实习安排。

其次，指导教师在实习反馈机制中扮演着关键角色。他们不仅负责监督学生的实习进展，还负责提供专业指导和支持。指导教师可以通过与学生和实习单位的定期沟通，了解学生在实习中的表现和遇到的困难，并给予相应的建议和帮助。例如，当学生在处理婴幼儿常见疾病的过程中存在困惑时，指导教师可以提供专业的护理知识和经验；当实习单位在学生任务分配上存在不合理之处时，指导教师可以与实习单位沟通协调。同时，指导教师也可以根据学生的反馈，评估实习单位的教学质量和实习环境，如实习单位是否提供了足够的实践机会让学生运用专业知识，实习环境是否安全、卫生、符合婴幼儿的生活和学习需求等，为学校与实习单位的合作提供参考。

最后，实习单位的反馈同样不可或缺。托育机构作为实习的提供方，应该对学生的专业能力、工作态度和团队合作精神等方面给予直接的评价。实习单位可以通过反馈表、会议或在线系统等形式，向学校提供学生在实习期间的表现评价，例如，学生在婴幼儿生活照料、早期教育活动组织等方面的专业技能水平；在工作态度上，学生是否积极主动、有责任心；在团队合作方面，学生是否能够与同事有效协作。同时，实习单位可以提出对实习项目的建议，如希望学校加强对学生的职业道德教育，或者调整实习时间安排，以更好地适应托育机构的工作节奏。这些信息对于学校来说是调整实习课程内容、提高实习质量的重要依据。

通过建立这样的三方反馈机制，学校能够全面了解实习的实际情况，及时调整教学策略和实习计划，以更好地满足学生的职业发展需求和实习单位的人才需求。同时，这种机制也有助于增强学生、教师和实习单位之间的沟通与合作，推动实习教育的发展，为学生的职业发展打下坚实的基础。

4. 制定实习成绩评定方案

实习成绩评定方案应该综合考虑学生的实习表现，包括他们在工作中的专业技能、工作态度、团队合作能力及解决问题的能力等多个方面。

首先，评定方案中应明确实习成绩的评定标准，这些标准应该具体到可以量化的程度，以便在实际操作中能够准确衡量。例如，可以设定一系列具体的指标：工作完成度，包括是否按时完成婴幼儿每日的生活照料任务，如喂奶、换尿布、哄睡等；创新能力，包括是否能提出新颖且有效的婴幼儿早期教育活动创意，如设计独特的亲子互动游戏；专业技能掌握程度，如能否熟练运用专业技能进行婴幼儿常见疾病的预防和初步处理；遵守工作纪律，如是否严格遵守实习单位的作息时间、卫生安全规定等；与同事的沟通协作，如在团队完成托育任务时，是否能够积极与同事交流，共同解决问题；等等。这些指标可以被量化为分数，以便进行比较和评价。

其次，评定方案应该采用定性和定量相结合的方式进行考核。定量考核可以通过对学生完成的工作量、任务的难度和完成质量等方面进行打分，如根据学生组织的幼儿集体活动的复杂程度、参与活动的婴幼儿的数量及活动效果进行量化评分；而定性考核侧重评价学生的职业道德、团队精神、创新思维等难以量化的方面，如观察学生对待婴幼儿是否充满爱心和耐心，在团队讨论中是否能够提出创新性的观点。这种综合考核方式能够更全面地反映学生在实习期间的整体表现。

再次，在评定程序上，评定方案应严格遵守校外初评、校内复评、学院审定的评定程序。校外初评通常由实习单位的指导教师或主管负责。他们根据学生在实习期间的表现给出初步评价，如评价学生在实际工作中运用专业技能的熟练程度、与家长沟通的能力等。校内复评则由学校的指导教师或实习指导小组进行。他们结合校外初评的结果和学生的实习报告，对每个学生的实习成绩进行复核，如审查实习报告中对实习经历的总结是否深刻，对专业知识的应用是否准确。学院审定是整个评定过程的最后一环，由学院领导或专门的评定委员会对复评结果进行最终审定，确保评定的公正性和权威性。

最后，评定方案还应包括对评定结果的申诉和复议机制，以保障学生的权益。如果学生对评定结果有异议，他们可以提出申诉，由专门的委员会进行复议，确保每个学生都能得到公正的评价。例如，学生认为实习单位指导教师的评价存在偏见，可通过申诉渠道，由学校和实习单位共同组成的委员会重新审查学生的实习表现，给出公正的评定结果。

实施这样的实习成绩评定方案，可以确保实习成绩的评定既科学又公正，有助于激励学生在实习期间积极表现，同时也能为学校提供评价和改进早期教育质量的重要依据。

5. 评选优秀实习指导教师

评选优秀实习指导教师的活动旨在表彰和激励那些在实习指导工作中表现突出的教师，同时也是为了提升整个实习教学的质量。

在评选过程中，学校要综合考虑教师在实习指导中的多个方面的表现。首先，教师的专业能力是评选的重要标准之一，包括对专业知识的掌握程度，如是否熟悉最新的婴幼儿发展理论、营养与喂养知识；对行业最新动态的了解情况，如是否知晓托育行业的新兴技术和发展趋势；将理论与实践相结合的能力，即能否指导学生将专业理论应用到实际的托育工作中，如指导学生根据婴幼儿的发展阶段设计合适的集体活动；等等。其次，教师的教学方法和效果也是评选的关键因素，包括如何设计和实施实习计划，是否能根据学生的特点和实习单位的实际情况，制定个性化的实习指导方案；如何有效地传授知识和技能，如通过案例分析、现场示范等方式，让学生更好地掌握婴幼儿护理技能；如何激发学生的学习兴趣和创造力，如鼓励学生创新设计婴幼儿早期教育活动。

此外，教师的责任心和对学生的关怀也是评选时需要考虑的重要因素。优秀的实习指导教师不仅能够提供专业的指导，还能够关心学生的个人发展，帮助他们解决实习中遇到的问题。例如，当学生在实习中遇到心理压力时，给予心理疏导；提供职业规划的建议，帮助学生明确未来在托育行业的发展方向。教师与学生之间的沟通和互动也是评选的一部分。良好的沟通能力能够帮助教师更好地理解学生的需求，与学生建立信任和尊重的关系，如定期与学生进行深入交流，了解学生的实习困惑和需求。

评选活动还会考虑教师在创新教学方法和增强教学效果方面的贡献，包括他们是否能够根据学生的反馈和行业的变化，不断调整和优化实习指导策略；他们是否能够引入新的教学资源和技术，加强实习的互动性和实践性，如利用线上平台分享优秀的托育案例，组织学生进行线上讨论和分析。

通过开展优秀实习指导教师评选活动，学校可以树立榜样，鼓励所有教师向优秀指导教师看齐。同时，这样的评选活动也能够增强教师的职业荣誉感和归属感，让他们感受到自己的工作得到了认可和尊重。

最终，评选出的优秀实习指导教师将作为其他教师学习的典范。他们的经验和方法可以被分享和推广，从而带动整个实习教学质量的提升。这对于提高学生的实习质量，培养更多高素质的专业人才具有重要意义。

综上所述，高效的专业实习对于婴幼儿托育服务与管理专业学生的职业发展至关重要。通过明确实习目标、合理安排实习内容、精准规划实习时间、精心选择和建设实习单位、配备专业的实习师资、准备充分的实习材料及实施严格的实习管理，学校能够确保学生在实习中获得宝贵的实践经验和提升技能。此外，实习前的动员与培训、实习过程中的监督与协调及实习结束后的总结与反馈，这些环节紧密衔接和有效执行，共同构成了一个成功的实习管理体系。这样的管理体系不仅能够提升学生的满意度和实习质量，还能够加强学校与实习单位之间的合作关系，为学生的未来职业生涯奠定坚实的基础。

第二节　专业实习的指导

专业实习作为理论与实践相结合的重要桥梁，其指导过程对于学生知识的深化、技能的掌握及职业素养的形成具有至关重要的作用。以下是对专业实习指导的详细阐述。

一、指导教师的角色

在实习过程中，指导教师扮演着至关重要的角色，他们不仅是知识的传递者，也是实践的引导者和学生心灵的导师。

（一）指导教师的职责与任务

1. 职责

指导教师须负责制订贴合专业实际的实习计划。例如，依据托育机构不同时间段的业务重点，如招生季、亲子活动月等，合理安排学生的实习任务。明确实习目标时，除了常规的专业技能提升外，还要着重强调对婴幼儿个性化发展的关注，确保学生能够在实习中把握每个婴幼儿的独特需求，达到既定的学习目标。监督实习过程时，密切关注学生在托育实践中的每一个环节，从生活照料到早期教育活动组织，确保学生操作规范、专业。评估实习成果时，运用专业的评估工具和方法，如婴幼儿发展评估量表，对学生在实习期间对婴幼儿发展的促进效果进行评估。

2. 任务

指导教师要为学生提供必要的实习资源，如分享最新的婴幼儿护理研究报告、先进的早期教育活动设计案例等专业资料。解答学生在实习过程中遇到的专业问题，如当学生不知如何处理婴幼儿睡眠障碍时，指导教师应运用专业知识，结合实际案例，给出科学合理的解决方案。协调实习单位与学生之间的关系，确保实习单位的工作安排符合学生的学习需求，同时学生的表现也能满足实习单位的期望。定期与学生进行沟通交流，了解其实习进展和遇到的困难，特别是在学生面对托育工作中的复杂情况，如处理婴幼儿之间的冲突、应对家长的特殊需求时，及时给予其指导和支持。

（二）指导教师的专业素养要求

1. 专业知识

指导教师须具备扎实的婴幼儿托育服务与管理专业知识。不仅要精通婴幼儿心理学、教育学，能准确解读婴幼儿的行为背后的心理需求，还要熟悉各类婴幼儿护理技术，如早产儿的特殊护理方法、婴幼儿常见疾病的预防与护理要点。要对先进的早期教育理念，如蒙台梭利等早期教育体系有深入研究，能够指导学生将这些理念融入日常的托育工作，准确解答学生在实习中遇到的专业问题。

2. 实践经验

丰富的实践经验是指导教师的重要优势。例如，指导教师应具备在托育一线工作的经历，熟悉托育机构的日常运营流程，从人员管理到环境创设，从早期教育活动策划到卫生安全管理，都能给予学生实际可行的建议；能够分享在处理各种复杂情况时的经验，如成功解决婴幼儿分离焦虑问题的策略，帮助学生更好地理解和应用所学知识。

3. 沟通能力

指导教师须具备良好的沟通能力。在与学生沟通时，要善于倾听学生的困惑和需求，用通俗易懂的语言传授专业知识和实践技巧；与实习单位沟通时，能准确传达学校的教学目标和学生的学习需求，督促实习单位为学生提供合适的实习岗位和指导；与学校各方沟通时，能及时反馈实习进展和存在的问题，确保实习工作的顺利进行。

4. 责任心

指导教师须对实习工作充满热情，对学生负责。在婴幼儿托育服务与管理专业实习中，学生的实习表现直接关系婴幼儿的成长和发展。指导教师要确保每个学生都能在实习中有所收获，关注学生的每一个成长阶段，及时给予鼓励和指导，对学生的实习成果和职业发展负责。

二、实习指导的方法

实习指导方法的选择对于实习效果具有决定性的影响，因此，指导教师在实习过程中扮演着至关重要的角色。他们须根据学生的具体情况和实习环境，灵活运用多种指导方法，以确保每位学生都能获得良好的学习体验和成长机会。

（一）个性化指导与集体指导的结合

1. 个性化指导

针对每个学生的特点和需求，指导教师应提供有针对性的指导，帮助他们解决实习中遇到的具体问题。在婴幼儿托育服务与管理专业中，不同学生可能在专业技能的掌握上存在差异。例如，有的学生擅长早期教育活动设计，但在生活照料方面较为薄弱；有的学生与家长沟通能力强，但在处理婴幼儿突发状况时缺乏经验。指导教师应根据这些差异，为学生制订个性化的能力提升计划。例如，为生活照料能力不足的学生安排更多的实践机会，如让学生在教师指导下进行婴幼儿喂养、护理的实操练习，并给予详细的反馈和改进建议。

2. 集体指导

指导教师可通过组织实习讨论会、经验分享会等活动，让学生在集体中相互学习、共同进步。在这些活动中，学生可以分享在托育实习中的经验和心得，例如：如何设计一场成功的亲子运动会，如何应对托育机构中的卫生安全检查。指导教师可以引导学生讨论，分析案例中的优点和不足，共同探讨解决方案，促进学生之间的交流与合作，增强整体的实习效果。

（二）理论指导与实践操作的衔接

在实习前，指导教师通过理论教学，让学生掌握必要的专业知识和技能，如婴幼儿营养知识、早期教育活动设计原理等。在实习中，通过安排实践操作，让学生将所学知识应用于实际，加深理解。指导教师在实习过程中扮演着至关重要的角色，他们需要密切关注学生在实践操作中的表现，以便及时发现问题并提供有效的指导和反馈。例如，当学生在实践中组织婴幼儿早期教育活动时，指导教师要观察学生对早期教育理论的应用情况，如是否根据婴幼儿的月龄特点选择合适的教学方法，是否能够有效地引导婴幼儿参与活动。如果发现问题，应及时给予纠正和指导，帮助学生将理论知识与实践更好地结合起来。

三、实习指导的内容

实习指导的内容涵盖了专业技能、职业素养及心理健康等多个方面，旨在全面提升学生的综合素质。

（一）专业技能的指导

指导教师须根据学生的专业方向，提供有针对性的专业技能指导，帮助他们掌握行业所需的技能和工具。例如，分析一个成功解决婴幼儿挑食问题的案例，让学生学习其中的沟通技巧、营养搭配知识及行为引导方法；模拟婴幼儿急救场景，让学生练习心肺复苏、海姆立克急救法等技能，增强学生的实际操作能力；指导学生熟练运用专业工具，如婴幼儿智能健康监测设备、感统训练器材等，提升学生的专业技能水平。

（二）职业素养的培养

指导教师须注重培养学生的职业素养，包括职业道德、团队合作精神、沟通能力等。在职业道德方面，强调保护婴幼儿隐私，如在记录和分享婴幼儿信息时，要遵循严格的保密原则。在团队合作精神培养上，通过安排团队任务，如共同策划一场大型托育活动，让学生在合作中学会沟通、协调和相互支持。在沟通能力培养上，指导学生如何与家长进行有效的沟通，如定期向家长反馈婴幼儿的发展情况，解答家长的疑问，增强学生的沟通能力和服务意识。

（三）心理健康的关注

在实习过程中，学生可能会遇到各种挑战和压力。指导教师须关注学生的心理健康状况，提供必要的心理支持和辅导。在婴幼儿托育服务与管理专业实习中，学生可能会因为面对哭闹不止的婴幼儿、挑剔的家长等而感到压力。指导教师应通过定期与学生沟通交流，了解他们的心理状态，及时发现并解决问题。例如，当学生因为工作压力大而产生焦虑情绪时，指导教师可以通过分享自己的经验，帮助学生调整心态，引导学生正确看待工作中的困难，确保学生能够以积极的心态面对实习中的挑战。

综上所述，实习指导是一个复杂而细致的过程，需要指导教师具备丰富的专业知识和实践经验，灵活运用多种指导方法，关注学生的全面发展。只有这样，才能确保实习工作的顺利进行，为学生的职业发展奠定坚实基础。

案例一

实习组织

【案例背景】

某校婴幼儿托育服务与管理专业致力于培养具备专业理论知识和实践技能的托育服务与管理人才。为了增强学生的实践能力，学校与多家知名托育机构建立了长期合作关系，旨在为学生提供高质量的实习。

【案例描述】

在实习开始前，学校与合作的托育机构共同制订了详细的实习计划，明确了实习目标、内容和时间安排。学校还特别配备了一支由资深教师组成的专业指导团队。他们不仅具有丰富的教学经验，还具备行业背景。此外，学校对实习单位进行了实地考察，确保实习环境、设施和安全措施等均符合教学要求。

【问题与挑战】

尽管学校与托育机构的合作为学生提供了良好的实习平台，但学生在实习过程中仍面临以下一些挑战。

（1）学生对实习环境存在适应性问题，特别是那些首次接触实际工作环境的学生。

（2）实习内容与学生预期之间的差异可能导致学生感到迷茫或不满。

（3）学校指导教师与托育机构指导教师之间的沟通协调问题影响实习效果。

【结果】

通过有效的组织和管理，这些挑战得到了如下妥善解决。

(1) 学生在实习初期接受了适应性培训，帮助他们快速融入实习环境。

(2) 学校与托育机构及时调整实习内容，确保实习内容与学生的专业发展和职业规划相匹配。

(3) 学校与托育机构建立了定期沟通机制，确保实习指导教师和托育机构指导教师之间的沟通顺畅。

实习结束后，学生普遍反映实习经历对他们的专业成长大有裨益，托育机构也对学生的表现给予了积极评价，认为他们为机构带来了新的视角和活力。

【反思与总结】

这一案例表明，高效的实习组织对于实习成功至关重要。学校与托育机构的紧密合作、明确的实习计划、专业的指导团队和及时的问题解决机制，都是实现高质量实习的关键因素。此外，案例还强调了持续评估和反馈的重要性，这有助于不断优化实习流程，提高实习质量。通过这样的实践，学校能够更好地实现早期教育目标，同时为托育行业培养出更多优秀的专业人才。

案例二

团队协作

【案例背景】

张老师是婴幼儿托育服务与管理专业的实习指导教师，负责指导一组学生。这组学生在实习初期展现出了较高的专业技能和理论知识水平，但在团队协作方面表现不佳。

【案例描述】

在一次组织婴幼儿活动的实习中，由于缺乏有效沟通和协作，学生未能顺利执行活动计划，导致活动流程混乱，婴幼儿的参与度和反应不佳。这一事件凸显了学生在团队协作方面存在的问题。

【问题与挑战】

学生面临的主要挑战是如何加强团队协作能力，包括有效沟通、分工合作和共同解决问题。他们需要学会如何在团队中发挥各自的长处，同时弥补彼此的不足，以提高整体的工作效率和活动质量。针对以上问题，张老师采取了以下措施。

(1) 团队建设活动：组织了一系列团队建设活动，包括角色扮演和团队游戏，让学生在实践中体会团队合作的重要性。

(2) 沟通技巧培训：教授学生团队沟通的基本技巧，如倾听、非言语沟通、冲突解决和决策制定。

(3) 活动前的沟通和计划：要求学生在每次活动前进行充分的沟通和计划，确保每个人都清楚自己的职责和活动的预期结果。

(4) 反馈和调整：在活动结束后，组织学生进行反思和讨论，提供反馈，并根据反馈调整未来的计划和策略。

【结果】

随着时间的推移，学生的团队协作能力明显增强。他们能够更有效地沟通和协作，活动组织变得更加流畅，婴幼儿的参与度和反应也有所提高。

【反思与总结】

通过这个案例，张老师和学生都认识到了团队协作的重要性。学生学会了如何在团队中更好地沟通和合作，这对于他们未来在托育机构的工作至关重要。张老师也意识到，除了专业技能的培养，团队协作能力的培养同样重要，这需要通过实践、培训和持续的反馈来实现。此外，案例还表明，团队建设活动和沟通技巧培训是增强团队协作能力的有效手段。通过这些活动，学生不仅增强了团队协作能力，也为未来的职业生涯打下了坚实的基础。

案例三

应急处理能力

【案例背景】

李老师是婴幼儿托育服务与管理专业的实习指导教师，负责指导学生在实际工作中应对各种紧急情况。在实习过程中，她注意到学生在处理婴幼儿意外伤害方面缺乏必要的知识和技能。

【案例描述】

在一次户外教学活动中，一名婴幼儿不慎摔倒受伤。学生小赵面对这一突发情况显得慌乱无措，不知道如何正确处理。这一事件凸显了学生在应急处理能力方面的不足。

【问题与挑战】

小赵和其他学生面临的主要挑战是如何增强对婴幼儿意外伤害的应急处理能力（如识别不同类型的意外伤害、采取正确的急救措施、保持冷静及在紧急情况下有效沟通等）。李老师采取了以下措施来提升小赵和其他学生的应急处理水平。

（1）现场处理：李老师立即接手处理了婴幼儿的伤情，为学生进行了正确的应急处理示范。

（2）应急处理培训：随后，李老师对学生进行了系统的应急处理培训，包括讲解常见的婴幼儿意外伤害类型和应对措施。

（3）模拟演练：组织学生进行模拟演练，让学生在模拟的紧急情况下实践所学的应急处理技能。

（4）反馈与改进：在模拟演练后，李老师提供了详细反馈，并指导学生根据反馈进行改进。

【结果】

经过李老师的实践操作指导和培训，小赵在遇到类似婴幼儿意外伤害的情况时能够保持冷静，正确地进行初步处理，并知道何时寻求专业医疗援助。他的应急处理能力明显增强，能够更好地保障婴幼儿的安全。

【反思与总结】

通过这个案例，李老师和小赵都认识到了应急处理能力的重要性。小赵学会了在紧急情况下如何保持冷静和有效应对，这对于他未来在托育服务领域的工作至关重要。李老师也意识到，实践操作指导和模拟演练是提升学生应急处理水平的有效手段。此外，案例还表明，持续的反馈和改进对于确保学生能够在真实情况下正确应对紧急情况至关重要。通过这些实践，学生不仅增强了应急处理能力，也为未来的职业生涯打下了坚实的基础。

四、实习指导中的问题与对策

实习指导是确保学生实习质量的关键环节，但在实际操作中，往往会遇到一些挑战和问题。这些问题不仅影响学生的实习体验和学习效果，还可能对实习单位和学校的声誉产生负面影响。因此，我们需要深入分析问题，并提出有效的对策与建议。

（一）实习指导中的常见问题

1. 学生适应困难

婴幼儿托育服务与管理专业的学生进入实习单位后，面临着不同的适应难题。新环境中的婴幼儿哭声、复杂的照料流程及与家长频繁沟通的需求，都可能使学生心理压力增大。部分学生由于在学校缺乏足够的实践锻炼，技能水平有限，如在给婴幼儿进行抚触、做被动操时手法生疏，难以赢得家长信任。而且，该专业实习内容涉及大量实操技巧和与家长的沟通技巧，若与学校所学理论知识衔接不紧密，学生在面对实际工作场景，如设计符合不同月龄婴幼儿发展阶段的早期教育活动时，就容易感到困惑和有挫败感，导致实习效果不佳。

2. 指导教师资源不足

实习学生数量众多，而具备丰富婴幼儿托育实践经验和专业知识的指导教师相对稀缺。一位指导教师可能要同时负责多名学生，难以针对每个学生在托育实操中的问题进行细致入微的指导。部分指导教师因学校教学任务繁重，或自身参与托育行业实践的机会有限，无法及时更新知识储备、投入足够精力对学生进行贴合行业最新动态的实习指导。

3. 实习单位条件限制

实习单位的场地若狭小，可能无法为学生提供足够的实操空间，如开展大型亲子活动。设施方面，若缺乏先进的婴幼儿智能健康监测设备、丰富多样的感统训练器材，会限制学生对专业设备的操作学习。而且，若实习单位接收的婴幼儿月龄段单一，学生就难以全面掌握不同月龄段婴幼儿日常照料和早期教育方法。此外，实习单位的管理制度若不规范，如工作流程混乱，或缺乏对学生的关怀，都会影响学生的实习体验和学习积极性。

（二）对策与建议

1. 加强实习前培训

在实习开始前，学校应对婴幼儿托育服务与管理专业的学生进行系统培训。在心理准备方面，通过邀请资深托育从业者分享工作中的压力应对经验，让学生提前了解工作中的挑战，增强心理韧性。在技能提升方面，利用模拟托育场景，让学生反复练习婴幼儿喂养、护理、早期教育活动组织等技能。在沟通技巧训练方面，设置与家长沟通的模拟对话，让学生学习如何运用专业知识解答家长疑问，处理家长投诉。安排教师分析实际案例，如成功解决婴幼儿睡眠问题的案例，帮助学生更好地理解实习内容和要求，提高适应能力和实践能力。

2. 优化师资配置

学校应加大指导教师队伍建设力度，引进具有丰富托育一线工作经验，熟悉婴幼儿发展评估、课程设计等专业知识的优秀人才。合理分配指导教师资源，根据学生在实习单位的分布情况、实习内容的复杂程度，确定每位指导教师的指导任务量。加强对指导教师的培训，定期组织他们参加托育行业研讨会、专业技能培训，提升其专业素养。建立考核机制，将指导教师在学生托育实操技能提升、职业素养养成等方面的指导效果纳入考核，激励教师提高指导水平。

3. 改善实习单位条件

学校应加强与实习单位的沟通和合作，共同制订实习计划，根据专业教学目标和学生实际需求，合理安排实习任务。定期对实习单位进行评估，包括场地设施、婴幼儿月龄段分布、对学生的指导等方面。若发现场地设施不足，则督促实习单位进行改善；若发现婴幼儿月龄段单一，则与实习单位协商增加接收不同月龄段婴幼儿或考虑更换实习单位。通过这些措施，及时发现问题并采取改进措施，为学生提供更好的实习条件。

综上所述，针对实习指导中遇到的问题，应从多个方面入手，采取加强实习前培训、优化师资配置和改善实习单位条件等措施，确保学生实习质量，提升学生的职业素养。同时，这也需要实习单位和学生的共同努力和协作。

五、实习指导的效果评估

实习指导的效果评估是检验实习质量和指导水平的重要手段，它有助于发现问题、总结经验，并为今后的实习工作提供改进方向。以下是对实习指导效果评估的详细阐述，包括评估标准与方法、实习成果评价、学生满意度调查及指导教师工作评价四个方面。

（一）评估标准与方法

在早期教育和职业培训领域，对实习指导效果的评估是提高实习质量、确保学生获得必要实践经验的关键环节。

1. 效果评估原则

实习指导的效果评估应遵循科学、客观、全面的原则，运用明确的评估标准和方法。评估过程必须基于教育学、心理学和托育行业实践的科学理论，确保评估工具和方法的有效性和可靠性。例如，在评估学生对婴幼儿心理发展理论的应用能力前，要依据专业的心理学理论框架设计评估问题。评估应尽可能减少主观偏见，通过建立标准化的评估流程，如统一的实操考核评分表，确保所有评估结果都是基于客观数据和事实。评估应全面考虑实习指导的各个方面，包括学生对婴幼儿护理技能的掌握情况、早期教育活动设计能力、解决突发问题的能力、职业素养、创新思维（如设计新颖的婴幼儿早期教育活动）等。

2. 评估标准

评估标准应涵盖实习目标的达成度、学生实践能力的提升度、实习报告的撰写质量等方面。实习目标的达成度标准评估学生是否达到了实习前设定的学习目标，如是否熟练掌握不同月龄婴幼儿的生活照料技能，能否运用先进的早期教育理念设计活动。学生实践能力的提升度标准通过比较学生实习前后在婴幼儿照护操作熟练度、活动组织效果等方面的能力变化，评估实习指导对学生实践能力的具体影响。实习报告的撰写质量标准评估学生的实习报告是否结构合理、内容充实，是否详细记录了在托育实习中的实践过程，如处理婴幼儿分离焦虑的方法、与家长沟通的案例分析，以及是否能够深入分析实习中的问题和收获，反映学生在实习过程中的学习和成长情况。

3. 评估方法

评估结合了定量评估和定性评估，通过问卷调查、实地观察、实习报告评审等多种方式进行。通过问卷调查收集学生对实习内容、指导教师、实习单位的满意度评分等量化数据来评估实习指导的效果。通过实地观察学生在托育机构中的工作表现，收集关于实习指导效果的描述性信息。通过问卷调查收集学生、指导教师和实习单位对实习指导的满意度和反馈，问题涵盖实习内容是否符合专业需求、指导教师的指导是否及时有效等。评估人员到实习现场，观察学生的工作表现和学习态度，记录学生在实际操作中的优点和不足。对实习报告进行详细评审，评估学生的分析能力、写作技巧和实习成果的展示，如实习报告中对婴幼儿行为观察记录的准确性、对活动设计反思的深度。

（二）实习成果评估

实习成果是评估实习指导效果的重要依据。实习成果评估应重点关注以下几个方面。

1. 实习报告的质量

实习报告是学生对实习经历的总结和反思，其质量直接反映了学生的实践能力和学习态度。在婴幼儿托育服务与管理专业中，实习报告应包含实习目的、实习内容、实习过程、实习收获和反思等部分。实习内容要详细描述学生在托育机构的日常工作，如负责照顾的婴幼儿数量、月龄段，开展的活动类型。实习过程要记录学生遇到的问题及解决方法，如应对婴幼儿之间冲突的方法。实习收获和反思要深入分析学生自己在专业技能、沟通能力等方面的提升和不足。实习报告还应附有相关图片或表格，如婴幼儿成长记录表格、活动照片，以直观展示实习成果。

2. 实习任务的完成情况

评估人员通过检查学生完成的实习任务，评估其对待实习的态度是否端正，并评估其实践能力和问题解决能力。例如，检查学生是否按照要求完成了不同月龄婴幼儿的生活照料任务，包括喂养、护理、睡眠安排等；观察学生在组织活动时，能否根据婴幼儿的发展特点设计活动内容，能否有效引导婴幼儿参与活动，遇到突发情况如婴幼儿哭闹不止时，能否迅速采取正确的安抚措施。

3. 实习成果的创新性

每位学生在实习结束后应提交一个典型案例报告，包含案例描述、现存问题、解决方法及结果等。评估人员通过报告评估学生观察并记录婴幼儿行为的能力、解决复杂问题的能力及创新能力。例如，学生发现托育机构在预防婴幼儿传染病方面存在漏洞，提出了一套完善的卫生消毒流程和预防措施，并在实践中取得了良好效果，这就是一个具有创新性的实习成果。

（三）学生满意度调查

学生满意度调查的目的是收集学生对实习全过程的直接反馈。这些反馈对于评估实习指导效果至关重要。通过这些调查结果，学校和实习单位能够了解实习项目的优势和弱点，从而有针对性地进行改进，提升未来实习的质量。

1. 调查内容

（1）实习内容的安排：调查学生对实习内容的满意度，包括实习任务的相关性、挑战性、实用性及与专业课程的联系度；调查学生是否认可实习中接触的婴幼儿照料和早期教育任务与所学专业知识紧密结合，如在学校学习的婴幼儿心理学知识是否能在处理婴幼儿情绪问题时得到应用；调查实习任务的挑战性是否适中，能否激发学生的学习动力，如设计具有一定难度的婴幼儿主题活动是否能增强学生的实践能力。

（2）指导教师的专业水平：调查学生对指导教师专业知识、教学方法、沟通能力和对学生支持的满意度。学生评价指导教师在婴幼儿护理技能指导、早期教育活动设计建议等方面是否专业，教学方法是否易于理解，如通过案例教学、现场示范等方式指导学生；评价指导教师与学生沟通是否顺畅，能否及时解答学生在实习中遇到的问题，如在处理家长投诉时给予学生有效的建议。

（3）实习单位的条件：包括实习单位提供的工作环境、设施设备、安全保障及对学生的指导和支持。调查实习单位的场地是否安全、舒适，适合开展托育工作；设施设备是否齐全，如是否有足够的婴幼儿玩教具、先进的健康监测设备；安全保障措施是否到位，如是否有完善的消防安全设施、应急处理预案；实习单位对学生的指导是否系统，是否有专门的指导教师负责学生的日常工作指导。

2. 调查方法

（1）问卷调查：设计一份详细的问卷，包含定量评分和开放式问题，以收集学生对实习各方面的看法和建议。定量评分如“对实习内容的满意度从1~5分进行打分”，开放式问题如“你认为实习内容中最需要改进的地方是什么”。

（2）访谈：通过一对一或小组访谈的方式，深入探讨学生对实习的具体感受和意见，获取更深层次的反馈。例如，询问学生在与家长沟通中遇到的最大困难是什么，实习单位的文化氛围对其工作积极性的影响等。

（3）在线平台：利用在线调查工具，方便学生随时随地参与调查，提高调查的响应度和效率。例如，通过微信小程序、问卷星等平台发布调查问卷，让学生在实习间隙快速填写。

3. 问题和不足的分析

评估人员根据调查结果，分析学生不满意的具体原因，如实习内容不完全涵盖专业所学内容、指导教师的支持不够或实习单位的条件不达标，识别共性问题和个别问题，为制定改进措施提供依据。例如，若多数学生反映实习单位缺乏对实习生的系统培训，这就是一个共性问题，需要学校和实习单位共同协商解决。学校应根据分析结果，制定具体的改进措施，如调整实习内容、加强指导教师的培训、改善实习单位的条件等。定期复查改进措施的实施效果，确保持续提升学生满意度。建议将学生满意度调查作为常规流程，定期进行，并鼓励学生提出建设性的反馈和建议，以持续监控和提升实习质量。

（四）指导教师工作评价

指导教师的工作评价是评估实习指导效果的重要环节，能够反映实习指导是否有效、是否有助于促进指导教师的专业发展；还可以反映指导教师的优势和需要改进的地方，为教师提供职业发展的方向。

1. 评价内容

（1）专业素养：多维度评估指导教师的专业知识水平（如对婴幼儿发展理论、营养喂养知识的掌握程度）、专业实操能力（如能否熟练进行婴幼儿护理操作）、行业经验（是否有丰富的托育一线工作经历），以及对最新行业动态的掌握情况（如是否了解托育行业的新兴技术和理念）。

（2）工作态度：考察指导教师的责任心、热情、耐心及对待学生的态度。观察指导教师是否积极主动关注学生在实习中的问题，是否耐心解答学生的疑问，对学生在实习中的错误是批评指责还是引导帮助。

（3）指导能力：评价指导教师在指导学生实习过程中的沟通技巧，如当学生在实习中遇到家长投诉时，能否用通俗易懂的语言向学生传授专业知识，并指导学生妥善处理。评价其教学方法的有效性，如通过案例分析、模拟演练等方法指导学生增强实践能力。

2. 评价方法

（1）问卷调查：设计问卷收集各方对指导教师的评价，包括定量评分和开放式问题。定量评分如对指导教师的专业素养从 1~5 分进行评分；开放式问题如“你认为指导教师在哪些方面需要改进”。

（2）访谈：通过一对一或小组访谈的方式，深入探讨指导教师对实习带教的具体感受和意见，获取更深层次的反馈。例如，询问指导教师在指导学生过程中遇到的最大困难是什么，以及对实习内容和实习单位的看法。

（3）观察：直接观察指导教师在实习现场的表现，评估其实际指导能力。例如，观察指导教师在学生进行婴幼儿护理操作时能否及时指出问题并给予正确示范，在学生组织活动时能否给予有效的建议和指导。

3. 问题和不足的分析

评估人员将指导教师的工作效果与学生的实习成果相结合，评估指导教师对学生成果的贡献。例如，若学生在实习中设计的活动获得家长和实习单位的高度认可，分析指导教师在其中的指导作用。将学生对实习的满意度调查结果作为评价指导教师工作效果的重要参考。综合各方面的评价意见，形成对指导教师工作效果的全面认识。通过数据分析，识别指导教师在哪些方面表现优秀，在哪些方面需要改进。将评价结果反馈给指导教师，帮助他们了解自己的表现，并制订个人发展计划。根据评价结果，制订有针对性的培训和发展计划，提升指导教师的整体水平。利用评价结果，为指导教师队伍的建设提供依据，包括招聘、培训和晋升等方面。学校应通过持续的评价和反馈，建立一个持续改进的机制，确保指导教师队伍的质量和活力。将指导教师工作评价作为常规流程定期进行，以持续监控指导教师的表现。鼓励指导教师之间的交流和合作，分享最佳实践，共同提升指导水平。通过收集各方的评价意见，对指导教师的专业素养、工作态度、指导能力等方面进行全面评估。同时，结合实习成果和学生满意度的调查结果，对指导教师的工作效果进行综合评价，为今后的指导教师队伍建设提供参考依据。

综上所述，实习指导的效果评估是一个复杂而细致的过程，需要制定明确的评估标准和方法，从多个方面入手进行全面评估。根据评估结果，学校可以发现问题、总结经验，不断提升实习质量。

案例

实习指导效果评估

【案例背景】

某高校婴幼儿托育服务与管理专业致力于提升学生的实践技能和职业素养。为了确保实习质量，学校决定对实习指导效果进行评估。

【案例描述】

学校采用了多种评估方法，包括问卷调查、访谈和实习报告分析，来评估实习指导的效果。问卷调查面向所有学生，收集他们对实习指导的满意度和建议；访谈针对部分学生和指导教师，深入了解其在实习过程中遇到的具体问题和挑战；实习报告分析则关注学生在实习中的具体表现和学习成果。

【问题与挑战】

在评估过程中，学校遇到了以下问题。

(1) 同一实习点的学生对实习的描述不一致，无法保证评估结果的客观性和准确性。

(2) 难以平衡学生、指导教师和实习单位的多元视角。

(3) 难以将评估结果转化为实际的改进措施。

【结果】

针对以上问题，学校采用多元化评估方法和第三方参与，并集中开展同一实习点的所有学生访谈，确保评估结果的客观性和准确性。通过多方沟通协调和合理分配权重，平衡学生、指导教师和实习单位的多元视角。学校专业课教师共同研讨实习反馈问题，明确改进目标，依据目标制订具体行动计划，并建立跟踪监控和反馈循环机制，以实现持续改进。

【反思与总结】

通过这次评估，学校认识到以下几点。

(1) 多元化的评估方法可以更全面地反映实习指导的效果。

(2) 实习指导不仅需要关注学生实践技能的提升，还需要关注学生的职业素养和创新能力的培养。

(3) 评估结果应与实习指导的改进紧密结合。

学校决定根据评估结果，进一步优化实习指导计划，加强实习前的培训和实习中的指导，以及实习后的反馈和总结。此外，学校还将与实习单位更紧密合作，共同提升实习质量，让学生获得更丰富的实践经验。

第九章 综合实习

第一节 托育园综合实习

托育园综合实习是托育专业人才培养中不可或缺的一环，它不仅能够提升学生的专业技能和职业素养，还能帮助学生更好地适应未来的工作需求，为其职业发展奠定坚实的基础。因此，高校和托育园应当共同努力，优化实习内容和形式，确保实习的质量和效果，以满足社会对专业托育人才的需求。

一、托育园综合实习的意义

综合实习的意义不仅在于为学生提供实践操作的机会，也在于让学生将理论与实际相结合，增强对专业知识的理解和应用能力。在托育领域，综合实习包括对婴幼儿的观察和评估、教育计划的制订、教育活动的实施及与家庭的沟通等实践活动。通过这些实践活动，学生能够更好地理解婴幼儿的发展需求，掌握科学的育儿方法，并培养专业的态度和责任感。

（一）托育园综合实习的目标设定

设定托育园综合实习的目标是为了确保实习过程能够有效地配合理论学习，让学生通过实践活动加深对婴幼儿教育理论的理解，并在实际操作中积累宝贵的工作经验。综合实习的目标不仅包括培养婴幼儿照护、教育的基本技能，还包括提高学生的专业素养、增强沟通协调能力和创新思维能力等。

具体来说，托育园综合实习的目标可以从以下几个方面进行设定。

1. 认知实习目标

托育专业的认知实习是该专业教育中的关键环节，其目的在于帮助学生更好地理解和融入未来的职业生涯。认知实习的目标主要包括以下几个方面。

首先，让学生参与到实际托育工作中，对所学理论知识进行实践性的巩固和深化。托育专业的学生需要掌握广泛的知识点，包括婴幼儿发展心理学、早期教育理论、安全防护知识、营养学及急救技能等。通过实习，学生可以将这些理论知识应用到真实的工作场景中，从而加深对所学知识的理解和记忆，增强其将理论转化为实践的能力。

其次，激发学生对所学专业的兴趣和热情。由于托育工作直接关系儿童的成长和发展，通过实习，学生可以更加直观地了解到自己的工作将给婴幼儿带来的积极影响，从而增强其对专业的认同和热爱。

再次，提高学生的专业技能和综合素质。托育工作不仅需要专业的理论知识，还要求从业人员具有良好的沟通能力、团队协作能力、解决问题的能力及较高的心理素质。在实习过程中，学生有机会参与到各种实际操作中，如婴儿护理、婴幼儿游戏活动的组织、安全教育的实施等，这些都是课堂难以提供的实践机会，有助于学生全面提升自己的专业技能和综合素质。

最后，让学生更好地认识到自己的职业兴趣和职业定位，为未来的职业规划和生涯发展打下坚实的基础。实习提供了一个了解行业现状、体验工作环境、建立职业关系网的机会，这些都是对学生未来职业生涯发展至关重要的。

综上所述，托育专业的认知实习是学生理解专业、提升技能、激发兴趣和进行职业探索的重要平台。通过认知实习，学生不仅能够加深对所学理论知识的理解和应用，而且能够全面提升自己的专业技能和综合素质，为未来的职业生涯奠定坚实的基础。

2. 技能实习目标

在托育园综合实习的过程中，技能实习目标的设定是至关重要的。这些目标旨在确保学生能够在实习过程中获得必要的专业知识和实际操作能力，以便未来能够开展高质量的婴幼儿照护与教育工作。具体的技能实习目标包括以下几个方面。

（1）婴幼儿安全与基本护理技能：实习目标包括学习和掌握婴幼儿的日常护理技能，如疾病预防与处理、安全喂养、安全使用各种玩教具等，以确保婴幼儿的安全健康。

（2）早期教育理念与方法：实习目标是理解和实践适宜于不同发展阶段婴幼儿的早期教育理念和教学方法，包括语言开发、认知发展、情感与社交技能培养等，为婴幼儿的全面发展打下基础。

（3）婴幼儿发展监测与评估：实习目标包括学习和应用科学的方法和工具来监测婴幼儿的发展进步，以及进行基本的发展评估，以在早期发现并干预可能的婴幼儿发展迟缓问题或特殊需求。

（4）家长沟通与合作：实习目标是培养与家长进行有效沟通和合作的能力，包括如何与家长分享婴幼儿发展的信息、如何在家庭中进行科学的育儿指导，以及如何处理家长的期望和焦虑等。

（5）环境布置与活动设计：实习目标是根据婴幼儿的需要设计和布置安全、有启发性和吸引力的活动环境，组织和实施各种教育活动。

（6）团队合作与管理能力：实习目标是培养团队合作精神和基本的管理能力，包括与托育团队成员合作、在小组活动中发挥作用，以及进行基本的自我管理和时间管理。

通过技能实习，托育专业的学生不仅能够获得丰富的实践经验，还能够为未来的托育工作奠定坚实的基础。

二、托育园综合实习的实施方案

（一）托育园综合实习内容安排

托育园综合实习的内容应当以实际的托育工作需求为基础，结合学生的专业特点和发展需要，进行有针对性的设计。实习内容应涵盖托育工作的各个方面，包括但不限于儿童心理发展的观察、儿童安全知识的应用、儿童营养与饮食的指导、儿童语言与社交能力的培养，以及儿童日常生活技能的培养等。

1. 托育基础知识与技能学习

托育基础知识与技能学习是婴幼儿照护服务的核心组成部分，对于促进婴幼儿的身心发展具有不可替代的作用。托育专业人员须掌握的基础知识与技能包括但不限于婴幼儿的生理和心理发展知识、营养学、早期教育理念、安全防范、急救知识、日常护理、游戏活动的设计与组织、沟通和协作能力等。

婴幼儿正处于快速发展的关键期，他们的身体、认知、情感、社会及语言各方面的发展都需要得到适宜的引导与支持。托育专业人员必须了解婴幼儿的各个发展里程碑，以便为其提供适宜的刺激和教育环境。例如，在婴儿期，孩子的视觉和听觉发展迅速，托育专业人员可以通过提供安全的探索环境和适合的玩具来促进其感官的发展；在学步期，孩子的大肌肉运动能力得到加强，托育专业人员应为其设计丰富多样的大肌肉活动，如爬行、行走、跳跃等，以支持其运动技能的发展。

营养学是托育工作的另一个重要方面。托育专业人员必须具备基本的营养知识，以确保婴幼儿获得均衡且适宜的营养。此外，托育专业人员还须了解食物的安全处理和食物过敏的识别方法，以预防相关健康问题。

安全防范是托育工作中的首要任务。托育专业人员必须了解和掌握各种安全知识，包括急救知识和日常安全防护措施，以避免意外事故的发生，并在紧急情况下能够及时有效地进行应对。

在托育工作中，托育专业人员必须具备一定的沟通和协作能力。能够与家长建立起合作关系，及时沟通孩子的发展情况和需要注意的问题。同时，托育专业人员还必须具备一定的协调和引导能力，以促进孩子们的社交能力发展和情感交流。

最后，托育基础知识与技能还包括婴幼儿日常护理知识和技能，如更换尿布、整理个人卫生、整理玩具和学习材料等，这些都是确保婴幼儿在托育环境中感到舒适和安全的基础。

综上所述，托育基础知识与技能的学习是确保婴幼儿得到有效照护的基础，同时也是托育专业人员对婴幼儿进行有效教学和个性化指导的前提。因此，托育机构应重视托育人才的专业培训，并不断更新课程内容，以适应不断变化的早期教育需求。

2. 实践操作学习

实习托育教师的实践操作学习是托育教育中的一个重要环节。它不仅有助于实习托育教师将所学理论知识与托育实践相结合，而且能够使实习托育教师在实践中学习新知识、新技能，并通过反复的实践活动，加深对教育理念的理解，增强解决实际问题的能力。这种实践学习的过程，对于实习托育教师的专业成长和托育服务的质量提升都具有重要意义。

托育园综合实习的目标之一是让实习托育教师通过实践操作学习，能够熟练掌握托育教育的各种技能，包括但不限于婴幼儿观察、婴幼儿安全管理、婴幼儿健康护理、教育活动的设计与实施等。通过实际的操作，实习托育教师能够更好地理解婴幼儿的发展需求，设计出更适合婴幼儿发展的教育活动，同时也能够更加有效地进行教育计划的实施和调整。

此外，实习托育教师的实践操作学习还有助于其全面发展。在托育实践中，实习托育教师不仅要关注婴幼儿的学习和发展，还需要关注婴幼儿的情感、社交能力及身体健康等多方面的发展。因此，实习托育教师必须具备多方面的知识和技能，而实践操作学习为其提供了学习机会。

为了确保实习托育教师的实践操作学习能够取得预期的效果，托育园需要提供一个安全、有序且具有实际操作机会的学习环境。同时，托育园的管理者和指导教师需要对实习托育教师进行有效的指导和监督，为他们在实践中遇到的问题提供及时的反馈和解决方案，确保实习的效果。

（二）托育园综合实习时间规划

在托育专业的教学计划中，综合实习通常被安排在学生的最后一学年，这一时期学生已经掌握了一定的专业知识和技能，具备了一定的理论基础和操作经验，为实习打下了坚实的基础。为了确保实习的效果，托育园需要对实习时间进行科学合理的规划。

托育园综合实习是一项旨在培养未来托育工作者的重要实践教育活动。通过综合实习，学生可以将所学的理论知识与实践技能相结合，从而更好地理解和掌握托育专业的核心素养和操作技能。实习的目的不仅是让学生熟悉托育环境，还包括增强其解决实际问题的能力，以及增强其与婴幼儿及其家长的沟通能力。

为了确保实习的有效性和学生能够获得丰富的实践经验，托育园综合实习一日实习时间的安排至关重要。合理的时间安排可以保证学生有足够的时间与婴幼儿互动，参与日常的托育活动，同时也为他们提供了反思和自我提升的机会。

制定一日实习时间安排时，应考虑以下几个关键要素。

（1）安全与健康：学生的安全是最重要的，因此在实习日的开始，托育园应进行安全培训，包括各种安全设施的使用方法和紧急情况的应对措施。

（2）工作分配：根据实习计划和托育园的实际需求，托育园应合理分配学生的工作任务，如照料婴幼儿的饮食、游戏、清洁与整理等。

（3）实践技能的培养：托育园应确保学生有机会参与到各种托育实践活动中，如婴儿护理、幼儿教育活动的组织与实施等，以加强其实践技能的培养。

（4）交流与沟通：托育园应安排一定时间让学生与婴幼儿及其家长进行有效沟通，培养其与不同月龄段婴幼儿相处及与家长沟通的能力。

（5）反思与反馈：托育园应组织反思和总结会议，让学生分享当天的体会和遇到的问题，并让指导教师提供反馈和建议。

（6）充足的休息时间：考虑到托育工作的特殊性，托育园应合理安排足够的休息时间，以保证学生的身心健康。

（三）托育园综合实习的评估与反馈机制

实习期间的评估与反馈机制是确保实习质量和效果的关键环节，它在学生、学校和托育园之间建立起有效的沟通桥梁，促进学生的持续学习和专业发展。

1. 托育园综合实习情况的定期检查与评估

进行托育园综合实习情况的定期检查与评估前，首先需要建立一套科学、系统的评估体系。该体系应当包括实习前的准备工作评估、实习过程中的实施情况评估及实习结束后的成果评估三个部分。实习前的准备工作评估重点考察实习前的培训准备、实习指导方案的明确性及实习目标的合理性。实习过程中的实施情况评估关注学生的工作态度、操作技能、处理问题的能力及与家长和其他工作人员的沟通协作情况。实习结束后的成果评估主要通过观察、测试、家长反馈等多种方式，全面评价学生的专业知识、技能水平及职业素养的提升情况。

定期检查与评估的过程中还需要注意以下几个方面。

（1）客观公正：评估工作应当客观公正，确保评估标准的统一性和评估结果的真实性。

（2）动态跟踪：评估不是一次性的，而是一个动态的过程。评估应该在实习的不同阶段进行，以便及时发现问题并进行调整。

（3）结果反馈：评估结果要及时反馈给学生，帮助他们了解自身的优势和不足，为下一步的学习和改进提供指导。

（4）持续改进：根据评估结果，托育园应不断优化实习方案，提升实习的质量和效果。

（5）结合实际：评估工作应紧密结合托育服务的实际需求，确保实习内容与实际工作紧密相关。

托育园综合实习情况的定期检查与评估是确保实习质量、促进学生专业成长和托育服务质量提升的重要环节。建立科学的评估体系、实施动态的跟踪评估、及时反馈评估结果，并结合实际情况不断改进实习方案，可以有效地保障托育实习的质量和效果。

2. 托育园综合实习的反馈收集与改进

为了实现实习过程的优化，学校与托育园应建立一个完善的实习反馈机制。这意味着实习结束后，学校应定期收集学生、指导教师和实习单位的反馈意见。这些信息的收集可以通过问卷调查、访谈、工作坊等多种方式进行。反馈的内容应包括实习内容的适宜性、实习环境的安全性与支持性、实习指导的有效性及实习中的收获与不足等。

收集到的反馈应被用于及时调整和改进实习安排和内容。例如，如果学生反映实习内容与他们的专业学习有较大脱节，学校应与实习单位协商，调整实习的工作内容和任务，使之更符合专业培养的目标；如果指导教师反映学生对实习中的专业技巧掌握不熟练，学校应与实习单位协商，调整实习的进度安排，增加必要的再培训和练习机会。

通过这样的反馈机制，学校能够了解学生在实习中的收获与不足，帮助他们不断增强实践能力。同时，学校也应根据反馈结果优化课程设置和实习安排，确保学生在实习过程中获得最大的收益。例如，可以通过实习反馈调整课程的教学内容，使之更加贴近实际工作需求，增强学生的职业技能。

此外，托育园综合实习的反馈收集与改进还应注意以下几点。

（1）反馈应具有针对性和建设性。避免使用过于空泛的建议，而是提供具体的改进建议和实施方案。

（2）反馈的过程需要有明确的记录和档案管理，确保信息的可追溯性。

（3）应鼓励学生、教师和实习单位之间保持开放性沟通，建立起良好的沟通渠道，以便及时解决问题。

（4）反馈机制的建立和执行需要得到学校和实习单位的共同支持和配合，以确保其有效运行。

托育园综合实习反馈收集与改进是提高实习质量的关键步骤。建立完善的实习反馈机制有助于提升实习质量，为学生未来的职业发展打下坚实的基础。

三、托育园综合实习的管理与监督

托育园综合实习的管理与监督是确保实习质量、培养高质量托育教育人才的关键，是一个包含实习前准备、实习过程管理与实习后总结三个阶段的全方位管理过程。建立完善的实习管理制度和监督机制有助于提高实习的教育价值和社会价值。

（一）托育园综合实习前的准备工作

在进行托育园综合实习之前，准备工作的质量直接影响实习的效果和接受度。以下是对托育园综合实习前准备工作的深入探讨。

1. 托育园综合实习培训与指导计划

实习的实施需要有一套科学的培训计划。在实习开始之前，学校应与托育园共同制订详细的培训计划，包括理论培训、技能操作训练、安全教育等。理论培训部分应包括儿童发展心理学、托育理论、安全知识等内容；技能操作训练应着重于实际的操作技能，如婴儿护理、游戏活动的组织等；

安全教育则是对学生进行的基本安全意识与急救技能的培训。

在实习过程中，托育园的指导教师和学校的指导教师应共同负责对学生的指导与监督。托育园指导教师负责日常的实操指导，指导学生进行实际的托育工作，并提供日常的工作反馈。学校的指导教师则负责监督实习的全过程，定期与托育园指导教师交流学生实习情况，确保实习目标得到实现。

2. 托育园综合实习材料与资源的准备

托育园的综合实习是确保托育人才培养质量的重要环节，它不仅为未来的托育专业人员提供了一个实践所学知识与技能的平台，而且有助于他们更好地理解和掌握托育服务的实际操作流程和管理细节。为了保障实习的有效性和质量，托育园必须对实习材料与资源进行认真的策划和准备。

为了提供一个真实且贴近实际的实习环境，托育园应该提供一系列的实习材料与资源，包括但不限于以下几种。

（1）教材和教学材料：如儿歌、故事书、游戏活动的指导手册等。

（2）实操工具与设备：包括玩教具、安全工具包、教学设备等，这些都是托育实践中必不可少的。

（3）评估与反馈系统：建立一个系统化的评估体系，对学生的表现进行定期的跟踪与评价，并提供具体的反馈与改进建议。

（4）安全与紧急预案：确保所有的实习材料与资源都符合安全标准，并且要有应对紧急情况（包括但不限于火灾、烫伤、意外伤害等）的预案。

（5）支持性资源：提供必要的心理健康支持、生活指导及个人发展建议，帮助学生更好地适应托育工作环境，并在实习结束后顺利过渡到职场。

托育园应当与学生保持定期的沟通，定期更新实习材料与资源，并根据学生的反馈和实习过程中的实际情况进行适时调整，确保实习过程的顺利进行。

（二）托育园综合实习过程的管理

通过对托育园综合实习过程的有效管理，托育园不仅可以确保实习的顺利进行，还能通过实习活动促进学生的专业成长和个人发展，为其未来的托育职业生涯奠定坚实的基础。

1. 托育园综合实习的日常监督与指导

托育园综合实习的日常监督与指导是确保学生能够获得宝贵的实践经验、提升专业技能并保障其安全的关键环节。在托育园的实习过程中，学生将与婴幼儿及其家长或照料者互动，参与日常的托育活动，如照料、教育和评估等。因此，对学生的日常监督与指导不仅要注重其职业技能的提升，还应重视其情感安全的建立和专业态度的培养。

日常监督与指导的主要目的在于：第一，确保学生能够在一个安全、健康的环境中工作。第二，帮助学生理解并掌握托育的专业知识与技能，包括但不限于婴幼儿的照料、教育活动的组织与实施，以及与家长的沟通协作。第三，培养学生的职业道德和责任感，包括对待婴幼儿的耐心、同情心和责任感，以及对待工作的认真和专注。第四，促进学生的自我反思与成长，鼓励其主动思考、提出问题并寻找解决问题的方法，以实现个人的职业发展。

对学生的日常监督与指导通常包括以下几个方面。

（1）安全与健康监管：指导教师或监督人员须确保学生遵守安全规程，正确使用各种教具和设备，并对学生进行定期的安全教育培训。同时，监督人员须定期检查学生的工作环境，确保婴幼儿的健康与安全。

（2）专业指导与评估：指导教师或监督人员应为学生提供专业的指导，帮助其理解托育服务的核心价值和实践要求。通过定期的评估，指导教师可以了解学生的工作表现，并提供具体的反馈和改进建议。

（3）沟通与协作：指导教师或监督人员须指导学生如何与家长建立有效的沟通渠道、如何在处理家长反馈和投诉时保持专业和冷静，以及如何与团队成员有效协作。

（4）反思与自我提升：指导教师或监督人员应鼓励学生进行自我反思，帮助其识别自身的优势和待改进之处，并提供相应的发展建议。

（5）情感支持与激励：指导教师或监督人员应为学生提供必要的情感支持，帮助其适应实习环境，并在其遇到挫折时给予鼓励与激励。

托育园综合实习的日常监督与指导是帮助学生成功转换角色为专业托育工作者的关键。通过高质量的实习经历，学生不仅能够获得宝贵的工作经验，还能够在指导教师的指导下不断提升自身的专业技能与职业素养。

2. 托育园综合实习突发事件的处理方案

在托育园的综合实习过程中，突发事件的处理是对学生应急处理能力的重要考验。为此，制定一套有效的突发事件处理方案至关重要，以确保学生在面对突发事件时，能够迅速、准确、有效地进行应对。

首先，托育园应针对火灾、地震、意外伤害等各种可能出现的紧急情况建立一套完善的应急预案。预案中应详细规定各种事件的应对流程、职责分配、安全撤离路线、紧急联络网络等关键要素。

其次，学生在进入实习阶段之前，应接受全面的应急处理培训。这包括理论教育、应急演练、情景模拟等多种形式的培训。通过培训，学生能够熟悉托育园的应急预案，掌握各种突发事件的应对要点。在实习过程中，托育园应定期组织学生进行应急演练，如消防演习、地震逃生演习等。通过实际操作，学生能够进一步加深对应急预案的理解，并在模拟的紧急情况中检验其应对能力。同时，这些演练也有助于增强学生的应急处理意识和团队协作能力。在学生遇到突发事件时，托育园的指导教师和管理人员应提供及时的支持和指导。他们不仅要监督学生是否按照预案行动，还要在必要时提供专业的急救支持，以保障学生和婴幼儿的安全。

最后，托育园应建立一个完善的事件反应和处理的信息反馈系统。学生在事件处理过程中的表现、问题和改进措施都应被记录和分析，作为其实习考核的重要部分。同时，这些信息反馈也可以用来完善和优化托育园的应急预案。

（三）托育园综合实习成果的总结与反馈

首先，托育园综合实习成果的总结应当包括对实习期间所接触的各项工作内容的回顾。这包括但不限于照顾婴幼儿、参与日常管理、协助进行日常护理及参与制订和实施教育活动计划等。通过详细的记录和描述，学生可以具体地反思自己在实际操作中的表现，以及在实践中所获得的经验和教训。

其次，托育园综合实习成果的总结还需要对在实习期间所学习到的专业知识和技能进行反思。这不仅包括托育专业的理论知识，还包括实际的操作技能，如婴儿护理、游戏活动的组织等。学生需要评估这些知识和技能的运用是否达到了预期的学习目标，以及是否能够满足实际的托育工作需求。

再次，托育园综合实习成果的总结还应当包括与指导教师和同事的互动经验。学生可以反思指导教师的指导方法、沟通方式及与托育园同事间的合作情况。这些互动经验对于学生的人际交往能力和团队协作能力的增强具有直接影响。

最后，托育园综合实习成果的反馈是对实习成果进行评估的重要内容。这通常涉及对学生在实习期间表现的具体评价，包括实习期间的表现、完成任务的质量及对实习任务的适应能力等。反馈应当具体、有建设性，既要肯定学生在实习中取得的进步，也要提出具体的改进意见和建议。

综上所述，托育园综合实习成果的总结与反馈是一个全面而系统的过程，它不仅要求学生要有深入的自我反思，也要求指导教师和实习单位对学生的实习情况做出专业评价。通过这样的过程，学生能够更全面地了解自己的职业能力和发展方向，为未来的托育工作做好充分的准备。

第二节 综合实习记录表

一、观察实习

观察实习相关表格见表 9-1—表 9-11。

表 9-1 婴幼儿发展观察记录（月龄阶段特点及教育）

托育园：	班级：
观察日期：	观察者：
观察内容记录：	
问题：	
指导教师评阅：	

表 9-2 婴幼儿发展观察记录（个体差异性及教育）

托育园：	班级：
观察日期：	观察者：
观察内容记录：	
问题：	
指导教师评阅：	

表 9-3 婴幼儿运动观察记录

托育园：	班级：
观察日期：	观察者：
观察内容记录：	
问题：	
指导教师评阅：	

表 9-4　游戏活动观察记录（一）

托育园：	班级：
观察日期：	观察者：
观察内容记录：	
问题：	
指导教师评阅：	

表 9-5　游戏活动观察记录（二）

托育园：	班级：
观察日期：	观察者：
材料：	
玩法：	
婴幼儿活动情况及教师指导：	
问题：	
指导教师评阅：	

表 9-6　照护观察记录（一）

托育园：	班级：
观察日期：	观察者：
观察内容记录：	
问题：	
指导教师评阅：	

表 9-7　照护观察记录（二）

托育园：	班级：
观察日期：	观察者：
观察内容记录：	
问题：	
指导教师评阅：	

表 9-8　家长工作观察记录

托育园：	班级：
观察日期：	观察者：
工作方式：	
内容记录：	
问题：	
指导教师评阅：	

表 9-9　班级常规管理观察记录

托育园：	班级：
观察日期：	观察者：
观察记录：	
问题：	
指导教师评阅：	

表 9-10　半日活动观察记录（上午）

托育园：	班级：
观察日期：	观察者：
观察内容记录：	
问题：	
指导教师评阅：	

表 9-11　半日活动观察记录（下午）

托育园：	班级：
观察日期：	观察者：
观察内容记录：	
问题：	
指导教师评阅：	

二、陪同实习

陪同实习相关表格见表 9-12—表 9-14。

表 9-12　照护活动设计

托育园：	班级：
日期：	设计者：
设计内容记录：	
设计思路：	
指导教师评阅：	

表 9-13　照护活动实施

托育园：	班级：
日期：	实施者：
实施记录：	
效果反馈：	
指导教师评阅：	

表 9-14　教师一日活动中的照护行为观察记录

托育园：	班级：
日期：	教师：
教师行为记录：	
问题：	
指导教师评阅：	

三、顶岗实习

顶岗实习相关表格见表 9-15—表 9-34。

表 9-15　我的半日活动设计（一）

托育园：	班级：
日期：	设计者：
内容记录：	
设计思路：	
指导教师评阅：	

表 9-16　我的半日活动设计（二）

托育园：	班级：
日期：	设计者：
内容记录：	
设计思路：	
指导教师评阅：	

表 9-17 我的半日活动设计（三）

托育园：	班级：
日期：	设计者：
内容记录：	
设计思路：	
指导教师评阅：	

表 9-18　我的半日活动设计（四）

托育园：	班级：
日期：	设计者：
内容记录：	
设计思路：	
指导教师评阅：	

表 9-19　我的半日活动设计（五）

托育园：	班级：
日期：	设计者：
内容记录：	
设计思路：	
指导教师评阅：	

表 9-20　我的半日活动设计（六）

托育园：	班级：
日期：	设计者：
内容记录：	
设计思路：	
指导教师评阅：	

表 9-21　我的半日活动实施（一）

托育园：	班级：
日期：	实施者：
实施记录：	
效果反馈：	
指导教师评阅：	

表 9-22　我的半日活动实施（二）

<table>
<tr><td>托育园：</td><td>班级：</td></tr>
<tr><td>日期：</td><td>实施者：</td></tr>
<tr><td colspan="2">实施记录：</td></tr>
<tr><td colspan="2">效果反馈：</td></tr>
<tr><td colspan="2">指导教师评阅：</td></tr>
</table>

表 9-23　我的半日活动实施（三）

托育园：	班级：
日期：	实施者：
实施记录：	
效果反馈：	
指导教师评阅：	

表 9-24　我的半日活动实施（四）

托育园：	班级：
日期：	实施者：
实施记录：	
效果反馈：	
指导教师评阅：	

表 9-25　我的半日活动实施（五）

托育园：	班级：
日期：	实施者：
实施记录：	
效果反馈：	
指导教师评阅：	

表 9-26　我的半日活动实施（六）

托育园：	班级：
日期：	实施者：
实施记录：	
效果反馈：	
指导教师评阅：	

表 9-27　班级管理工作记录（一）

托育园：	班级：
日期：	实施者：
工作记录：	
反思：	
指导教师评阅：	

表 9-28　班级管理工作记录（二）

托育园：	班级：
日期：	实施者：
工作记录：	
反思：	
指导教师评阅：	

表 9-29　班级管理工作记录（三）

托育园：	班级：
日期：	实施者：
工作记录：	
反思：	
指导教师评阅：	

表 9-30　班级管理工作记录（四）

托育园：	班级：
日期：	实施者：
工作记录：	
反思：	
指导教师评阅：	

表 9-31　家长工作记录（一）

托育园：	班级：
观察日期：	实施者：
工作方式：	
内容记录：	
问题：	
指导教师评阅：	

表 9-32　家长工作记录（二）

托育园：	班级：
观察日期：	实施者：
工作方式：	
内容记录：	
问题：	
指导教师评阅：	

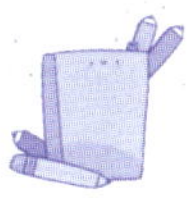

表 9-33　其他实践活动记录

托育园：	班级：
观察日期：	实施者：
活动记录：	
我的反思：	
指导教师评阅：	

表 9-34　实习小结

托育园：	班级：
观察日期：	实习者：
内容记录：	
指导教师评阅：	